Vaccins

Comment s'y retrouver ?

Éditions du Rocher
28, rue Comte Félix Gastaldi - BP 521 - 98015 Monaco

www.editionsdurocher.fr

ISBN : 978-2-26808-156-4

Pr Henri Joyeux

Vaccins

Comment s'y retrouver ?

Préface du professeur Jean-Bernard Fourtillan

éditions du
ROCHER

L'obligation de subir nous donne le droit de savoir.
Jean Rostand

Un dialogue entre les sciences elles-mêmes est nécessaire
parce que chacune a l'habitude de s'enfermer
dans les limites de son propre langage,
et la spécialisation a tendance à devenir isolement
et absolutisation du savoir de chacun.
Pape François, *Loué sois-tu*, n. 5

Préface

Je connais le professeur Henri Joyeux depuis plus de quarante ans. En 1974, nous avons collaboré pour la fabrication de prothèses nutritives destinées à l'alimentation parentérale des patients cancéreux dénutris.

C'est un homme de conviction, honnête et extrêmement courageux, qui consacre l'essentiel de sa vie au service des familles et des malades. Le premier devoir des acteurs de santé n'est-il pas de se mettre au service des malades ? En tant qu'acteurs de santé, nous nous devons d'informer les patients en leur communiquant une juste et complète information sur les médicaments qui leur sont destinés. C'est ce qui est fait dans cet ouvrage consacré aux vaccins.

Comment et pourquoi ose-t-on reprocher au professeur Henri Joyeux de lever le voile sur les différents aspects tant économiques que thérapeutiques des vaccins ?

Sans doute, toute vérité n'est pas bonne à dire. Certains responsables gouvernementaux, et les « mandarins de la santé », l'accusent d'être contre la vaccination. Ils sont les porte-parole de quelques lobbies pharmaceutiques qui, uniquement pour des raisons de « gros sous », n'hésitent pas à le dénigrer, à des fins purement commerciales.

Dans une démocratie qui se respecte, les bénéficiaires des vaccins ont le droit de tout connaître sur les médicaments qui leur sont proposés. Ce devoir éthique ne convient sans doute pas aux détracteurs du professeur Joyeux, qui lui font de faux procès.

Cet excellent document, destiné au grand public, met les choses au point. En répondant aux légitimes attentes des patients, ce livre leur explique le bien-fondé et la justification éventuelle des traitements vaccinaux.

Le professeur Joyeux nous communique une information aussi complète que possible sur les vaccins avec les risques encourus et les bénéfices à escompter. Il remplit le devoir d'information d'un médecin digne de ce nom. Il nous considère dans toute notre dignité d'êtres humains.

Professeur Jean-Bernard Fourtillan,
pharmacien, professeur honoraire de chimie thérapeutique
à la faculté de pharmacie de Poitiers

I

Pourquoi ce livre ?

Une tempête médiatique sans vrai débat

Je ne suis ni vaccinologue, ni épidémiologiste, ni infectiologue, plus simplement chirurgien cancérologue et spécialisé dans le vaste domaine de la nutrition thérapeutique et préventive, passionné de l'humain et d'anthropo-logique.

Pour écrire ce livre s'adressant au grand public et bien me faire comprendre, j'ai souhaité m'adjoindre les conseils de plusieurs collègues : un docteur en pharmacie, un enseignant universitaire, des pédiatres qui souhaitent rester anonymes. Ils sont libres comme moi de tout lien avec les structures industrielles et pharmaceutiques.

Le ministre de la Santé en 2015, très liée au moins par ses collaborateurs aux lobbies des vaccins, m'a fait passer pour un anti-vaccin. Elle n'a même pas lu les pétitions que j'ai lancées, qui ont été signées au total par plus d'un million de personnes.

Je ne suis pas contre les vaccins. Je suis tout simplement contre l'exploitation des familles qui consiste à faire peur pour que des vaccins multiples, dont certains dangereux, soient administrés à des enfants à peine nés.

Pressé par de très nombreuses familles – car je suis un de leurs représentants au niveau national depuis quinze ans[1] – et par les médias cherchant un vrai débat, j'accède à leur demande en publiant ce livre-réponse. Il servira également à mes confrères des conseils de l'ordre des médecins, au niveau local dans mon département d'exercice, au niveau régional du Languedoc-Roussillon et même au niveau national. Une majorité d'entre eux au Conseil national porte plainte contre moi pour les positions publiques que j'ai prises face à l'arnaque des fabricants qui veulent généraliser certaines vaccinations.

Nous répondons donc à tout ce qui a été dit par Madame le ministre de la Santé, repris en chœur non seulement par les médias mais aussi par l'Académie de médecine et le Conseil national de l'ordre des médecins[2].

Mes propos, selon eux, « ne se fondent sur aucune preuve scientifique, voire alignent des contre-vérités », et cette accusation, comme ma qualification de « médecin rétrograde » sur les médias, sont un grand stimulant pour faire connaître à tous, soignants ou familles, les preuves scientifiques de ce que j'ai écrit et maintiens totalement.

Quant à la procédure disciplinaire qui, depuis le 7 juillet 2015, m'empêche de poursuivre mes consultations dans l'institution[3] où j'ai travaillé depuis 1970, sans jamais avoir de clientèle privée, je l'attends de pied ferme.

1. Membre du Conseil économique social et environnemental – membre de la section éducation, communication, culture et membre de la Délégation aux droits des femmes et à l'égalité depuis 2011.
2. Le Conseil national m'a d'abord informé par un tweet d'une prochaine procédure disciplinaire !
3. Institut du Cancer de Montpellier Val-d'Aurelle pour la région Languedoc-Roussillon.

L'objectif de mes détracteurs reste simpliste, comme leur tweet : « La vaccination est un outil capital de santé publique. Il est dangereux et totalement irresponsable d'attiser les craintes à son sujet. » Tout est dit dans cette affirmation.

Leur objectif, soutenu évidemment par les fabricants, est de discréditer toutes les informations diffusées très largement sur les réseaux sociaux par les deux pétitions que j'ai publiées et assumées de manière libre, autonome et responsable :

– La première signée par près de 400 000 personnes visant à imposer dès 9 ans, à garçons et filles, la vaccination contre le cancer du col de l'utérus et les nombreux cas de cancers ORL liés au même virus : http://petition.ipsn.eu/papillomavirus.

Le Haut Conseil de la santé publique, grand décideur en la matière, est-il indépendant des fabricants ? Pourquoi généraliser un vaccin coûteux et incertain, *a priori* destiné à une population à risques ?

– La deuxième signée à ce jour par près de 800 000 personnes à propos du remplacement du seul vaccin obligatoire contre diphtérie-tétanos-polio, par une palette élargie à des vaccins recommandés, six à sept fois plus chers, contenant des produits adjuvants pouvant être dangereux pour la santé des petits enfants et même plus tard.

Ce livre est pour les familles mais aussi pour tous ceux qui s'intéressent à la santé. Il s'agit donc d'éclairer le choix des parents et grands-parents pour la meilleure santé de leurs enfants. Cela est d'autant plus nécessaire que les fabricants des vaccins sont restés étrangement muets, alors qu'ils sont de grands spécialistes de leur publicité !

Ma lettre hebdomadaire adressée gratuitement à près de 600 000 personnes donne régulièrement des informations intitulées « prévention-santé-famille ». Elle n'est manifestement pas suffisante pour guider les familles inquiètes.

L'hésitation vaccinale des médecins : les enfants sont-ils vaccinés contre trop de maladies ?

Cette hésitation est bien compréhensible quand le grand public cherche de plus en plus à s'informer de façon crédible et fiable. Aujourd'hui, il réussit à en savoir presque autant que les médecins.

Aux médecins on apprend la ou les maladies. Le grand public s'intéresse à la santé. L'optique est très différente. Elle permet aux bien-portants de rester en « bonne santé ». C'est vers la santé expliquée et appliquée que s'oriente la « médecine du futur ».

C'est pour cela que j'organise des journées d'informations avec des collègues très motivés sur cette thématique, « Médecine du futur », en France comme à l'étranger.

Le débat concernant l'utilité réelle des vaccins n'est pas seulement franco-français. Notre collègue et ami, le professeur Luc Montagnier, est intervenu dans une interview très claire[4] à propos de la vaccination de masse « désastreuse » et le déni de la réalité des pouvoirs publics qu'il juge « antiscientifique ».

Le débat est présent aussi aux États-Unis où les lobbies pharmaceutiques et médicaux sont aussi puissants qu'en

4. http://www.tvlocale.fr/v104-strasbourg/article-le-professeur-luc-montagnier-prix-nobel-de-medecine.

Europe. Mais les familles résistent et il s'agit pour eux de stopper cette résistance.

En Californie, notre collègue le professeur Keith Holyoak de l'université de Los Angeles (UCLA) a publié une étude en août 2015 cherchant à trouver les meilleurs moyens pour convaincre les familles de faire vacciner leurs enfants.

Son équipe a sélectionné 315 adultes ayant ou non des enfants.

« Un tiers d'entre eux avait une bonne opinion de la vaccination et 10 % déclaraient être très sceptiques. Les chercheurs ont ensuite divisé les participants en 3 groupes, où les avis positifs et négatifs étaient représentés de façon égale[5] » :

– Le premier recevait l'information sur l'efficacité du vaccin ROR sans risque et l'absence de corrélation avec l'autisme.

– Le deuxième recevait l'information sur les complications des 3 maladies et le témoignage d'une mère ayant vu la vie de son enfant menacée.

– Le troisième groupe lisait un fascicule sans rapport avec le sujet du vaccin : sur l'alimentation des oiseaux.

Évidemment changèrent d'avis les plus réticents du deuxième groupe face aux complications les plus graves qu'ils pouvaient imaginer pour leurs enfants.

Les pouvoirs publics plus au service des fabricants que des patients !

L'hésitation vaccinale est compréhensible aussi quand les médecins, généralistes comme pédiatres, n'ont pas les réponses précises et logiques face aux questions et inquiétudes des

5. Horne, Z., Powell, D., Hummel, J. E., & Holyoak, K. J., « Countering Anti-Vaccination Attitudes », *Proceedings of the National Academy of Sciences*, 2015.

familles. Ce sont les laboratoires qui en sont responsables car ils ne donnent aucune explication. Ils prônent la vaccination généralisée, « la totale », et poussent à culpabiliser toute famille qui refuserait ou simplement poserait quelques questions.

Les médias vont dans le même sens car ils sont directement ou indirectement intéressés par des pages entières de publicité ou des interviews de spécialistes qui ne sont pas sans conflit d'intérêts.

Directement ou indirectement, ils développent une énorme propagande pour les laboratoires, « la vaccination qui sauve, contre la non-vaccination qui tue des millions de personnes et d'enfants ». Soulignons que 20 % du chiffre d'affaires des laboratoires est réalisé grâce aux vaccins.

Les pouvoirs publics sont aussi hésitants. En 2015, le ministre de la Santé elle-même confond vaccins obligatoires et vaccins recommandés et porte des accusations sans fondement, alors qu'elle s'inquiétait avant d'être ministre, comme moi et de nombreux collègues, de la présence des adjuvants dans les vaccins.

Quant aux spécialistes français des vaccins, vaccinologues, épidémiologistes des ORS (Observatoires régionaux de santé), ils sont rarement au contact des familles et ne sont pas toujours sans lien avec l'industrie pharmaceutique. Ils construisent leurs argumentaires à partir de statistiques, de rapports bénéfices/risques basés sur des publications scientifiques. Évidemment, le rapport est toujours en faveur des bénéfices puisque les risques touchent une très faible partie des enfants ou adultes vaccinés. Mais quelles preuves ont-ils que, sans vaccin, les enfants seraient tombés gravement malades avec des handicaps ou des décès ?

Dès 2009, on affolait les populations avec la grippe H1N1 très contagieuse. On parlait de « pandémie mondiale » et la directrice de l'OMS faisait passer le niveau d'alerte de 5 à 6, le plus élevé.

94 millions de doses (2 doses par personne) ont été fabriquées en toute hâte, 400 millions de masques ont été achetés. Au total, 8 % seulement des Français se sont fait vacciner !

Le professeur Antoine Flahault, épidémiologiste et directeur de l'École des hautes études de santé publique (EHESS), rapporté par Michel Georget, auditionné par l'Assemblée nationale, osait affirmer : « Du point de vue individuel, le vaccin contre la grippe est connu pour ne pas être très efficace, et il l'est d'autant moins que l'on est âgé. »

Avant même la polémique déclenchée par la carence des vaccins obligatoires, 25 % de 1 700 praticiens interrogés doutaient de l'utilité des 5 vaccins (rougeole, hépatite B, méningite, papillomavirus et grippe) et 30 % évoquaient les effets négatifs à long terme des adjuvants.

Comme 87 % des Français, je considère les vaccins comme utiles quand ils sont indiqués.

Cercle vicieux pour certains. Cercle vertueux pour moi, car nous ne sommes plus au siècle dernier. Les familles ont le droit de savoir. Cela est d'autant plus vrai qu'on sait bien aujourd'hui que, dans de nombreux domaines de la médecine, les patients reçoivent des traitements qu'ils testent après avoir signé plusieurs pages d'informations – le plus souvent incompréhensibles – mais qui déchargent le prescripteur de toute responsabilité.

Par exemple, le lien entre le vaccin contre la grippe et le syndrome de Guillain Barré est officiel, tous les médecins devraient le savoir, mais cela ne leur est pas dit clairement.

Face à la défiance des familles, les pouvoirs publics français n'ont pas trouvé d'autre moyen que de saisir le Conseil constitutionnel pour que, le 20 mars 2015, il confirme la vaccination obligatoire contre les 3 maladies diphtérie-tétanos-polio.

Cela ne change rien au problème puisque ce vaccin n'existe plus! Le Conseil constitutionnel ne répond pas à la question du vaccin hexavalent, celle qu'il aurait fallu qu'on lui pose. Juridiquement, c'est très contestable.

En Australie, les grands moyens sont prêts à être mis en place dès 2016 : finie l'objection de conscience, pas d'allocations pour les parents qui refusent la vaccination de leurs enfants, en particulier le ROR car ils ont peur de l'autisme.

Notre collègue britannique Andrew Wakefield, gastro-entérologue, a publié en 1998, dans *The Lancet*, le lien existant entre la généralisation de cette vaccination et l'explosion de l'autisme[6], décrivant « l'entérocolite autistique ». L'industrie pharmaceutique et d'autres collègues sont parvenus à casser cette étude et ont obtenu en 2010 que la publication soit retirée du *Lancet*, ce qui est rarissime. La polémique n'est pas close et le sujet reste tabou dans les milieux scientifiques. Nous en reparlerons à propos du vaccin contre la coqueluche et du ROR.

---

6. Wakefield A.-J., Murch S.-H., Anthony A., Linnell J., Casson D.-M., Malik M. et al., « Ileal-lymphoid-nodular hyperplasia, non-specific colitis, and pervasive developmental disorder in children », *The Lancet*, 1998 ; 351 : 637-41.

Ce qu'attendent les familles ?

Concernant les vaccins, les familles veulent pouvoir poser les bonnes questions à leur pédiatre ou à leur généraliste et obtenir des réponses claires afin de choisir de manière libre et responsable.

Comme toute information concernant un médicament, elles veulent connaître les avantages et les inconvénients éventuels.

Elles veulent savoir s'il faut vraiment vacciner les nourrissons, à partir de quel âge et dans quelles conditions, quand et contre quelles maladies ? Avec quels vaccins et pour quels dangers ?

Elles veulent savoir aussi que penser des rappels ? Sont-ils obligatoires et dans quels cas ?

Puisse ce livre apporter aux familles les réponses qu'elles sont en droit d'attendre, et aux médias les réponses qu'ils n'ont pas eues pour un vrai débat honnête et scientifique indépendant des lobbies pharmaceutiques.

On ne peut rien comprendre au vaste domaine des vaccins, si l'on ne connaît pas le formidable système de défense immunitaire dont est capable notre organisme : son fonctionnement *in utero*, sa construction et son évolution dès la naissance, son entretien à tous les âges de la vie.

En notes, je donne, au fur et à mesure des informations, la plupart des arguments scientifiques mis à la portée du plus grand nombre, afin de ne pas être accusé d'avancer sans preuves.

II

Une brève histoire de la vaccination

À Athènes et en Chine aux ve et ive siècles avant J.-C.

En observant la peste à Athènes, le grand historien Thucydide (460-395 av. J.-C.) avait remarqué que les malades survivants étaient plus résistants aux épidémies suivantes.

Ko Hong (283-343 avant J.-C.), dans son ouvrage d'alchimie et de magie taoïste, fait la même observation en Chine avec la variole.

En Chine ancienne, la variole est connue dès l'an 49 après J.-C. Elle aurait été introduite en Europe par les invasions arabes à la suite de l'importante épidémie survenue à La Mecque en 572.

Au xie siècle en Chine

Les médecins remarquent qu'en se servant des vêtements des malades varioliques ou des croûtes d'abcès séchés en poudre, on réduit les risques de contamination. Les Chinois pratiquaient la variolisation. La pratique se diffusera lentement le long de la route de la soie.

Au XVIIIe siècle en Turquie

En 1701, à Constantinople, le docteur Giacomo Pyralini (1659-1718), consul de la République de Venise à Smyrne, réalise la première inoculation, selon la méthode ayurvédique, venue d'Inde, qui sera ensuite diffusée en Europe. La femme de l'ambassadeur de Grande-Bretagne en Turquie l'apprend au médecin de l'ambassade de Grande-Bretagne à Istanbul, le docteur Emmanuel Timoni. Celui-ci, diplômé de l'université de Padoue et membre de la Royal Society de Londres depuis 1703, publie en 1713 dans les *Philosophical transactions* de la Royal Society son traité sur l'inoculation. Son travail est publié de nouveau l'année suivante à Leipzig et sera diffusé dans l'Europe entière.

On inocule par scarification le liquide libéré par les pustules varioliques aux personnes à risque.

En 1760, en France, la pratique de la variolisation était parfois inefficace, voire catastrophique.

En 1796, Edward Jenner codifie la vaccination en utilisant la *vaccine*[7] (variole de la vache, « cow-pox », bénigne pour l'homme). En 1853, la vaccination devient obligatoire en Angleterre sous peine de prison, mais en 1872, malgré la vaccination, l'épidémie de variole tue 23 000 personnes en Angleterre et autant en France. Pendant le dur hiver 1954, la dernière épidémie en France, à Vannes, atteignait 98 personnes et entraînait 16 décès. Le sergent Roger Debuigny

7. Ainsi le mot vaccin provient de *vacca*, la vache.

rendait visite à sa famille dans le Morbihan, apportant avec lui de la soie de Saïgon qui aurait été contaminée.

Le rapport de l'OMS en 1979, concernant l'éradication de la variole souligne : « Les campagnes de vaccination de masse connurent le plus grand succès dans les pays dotés de services de santé relativement bien développés et bien administrés. »

Ainsi la variole disparaît progressivement, mais, nettement plus tard, les autorités rapportent 14 à 500 cas, par million de vaccinés, de réactions graves, dont 1 ou 2 cas mortels, des encéphalites, des nécroses au point d'injection.

Au XIXe siècle, Louis Pasteur et Robert Koch

En France, la vaccination débute en 1811, quand Napoléon fait vacciner le roi de Rome. Le 29 mai, une instruction ministérielle rend la vaccination obligatoire dans l'armée.

Louis Pasteur (1822-1895), en France, et Robert Koch (1843-1910), en Allemagne, fondent *la bactériologie*, science des maladies infectieuses, en étudiant le choléra des poules, le charbon du mouton, la tuberculose bovine, la rage des chiens transmise à l'homme dont le virus n'est identifié qu'en 1962. Une merveilleuse histoire nettement enjolivée en faveur de Pasteur contre son contemporain Antoine Béchamp[8] (1816-1908).

L'analyse comparée des publications et lettres des deux savants reconnaît aux idées et aux théories de Béchamp la priorité sur celles de Pasteur.

8. Professeur de chimie médicale et pharmaceutique à la faculté de médecine de Montpellier puis membre et professeur de physique et de toxicologie à l'École supérieure de pharmacie de Strasbourg, puis professeur de chimie biologique et doyen de la faculté catholique de médecine et de pharmacie de Lille.

Le 15 février 1902, la loi sur la *protection de la santé publique*, en son article 6, rend la vaccination antivariolique obligatoire dès la première année après la naissance.

Au tournant des XIXe et XXe siècles

On découvre que certains microbes fabriquent des toxines (tétanique, diphtérique) ce qui permet de préparer des sérums et d'atténuer leurs effets dangereux en les chauffant ou avec du formol. On parle alors *d'anatoxines.*

Les premiers vaccins ont donc été inventés sans rien connaître du système immunitaire.

Au XXe siècle, d'énormes progrès

Les progrès expliquant les maladies infectieuses, dues aux bactéries, virus, parasites, champignons sont considérables. Les anticorps sont découverts en 1930 et c'est seulement en 1960 qu'on comprend comment ils sont fabriqués.

Dès 1982, le SIDA aide à découvrir les mystères du système immunitaire

En 1995, le système immunitaire livre de plus en plus ses secrets, surtout grâce à la connaissance approfondie du SIDA (Syndrome d'immunodépression acquise) due à un virus extrêmement petit de 145 nanomètres de diamètre, le VIH (Virus de l'immunodépression humaine) apparu en 1981.

L'OMS estime qu'il a tué au moins 25 millions de personnes entre 1981 et janvier 2006[9]. De nombreux

9. *Report on the global AIDS epidemic*, document de l'UNAIDS, 2006.

laboratoires s'acharnent depuis trente ans à trouver le vaccin contre le VIH. Tous les essais sont encore infructueux.

Pour mon collègue le professeur Berche, chef du service de microbiologie à l'hôpital Necker, « jusqu'en 1996, on ignorait un troisième mécanisme essentiel qui est l'immunité innée. Il s'agit d'une immunité que nous avons dans nos gènes et qui est transmise dans l'histoire de notre lignée[10] ».

Ainsi grâce aux vaccinations mais aussi – comme nous le verrons plus loin – grâce plus encore à l'hygiène de vie, les chercheurs en santé publique ont réduit très fortement le nombre de malades atteints par :

– le choléra[11], la peste[12], la variole (éradiquée de la planète en 1980) ;

– la diphtérie (sa fréquence peut augmenter ou diminuer indépendamment de la vaccination[13]) ;

– la polio (en Inde elle se développe malgré la vaccination[14]) ;

– le tétanos (des cas sévères ont été publiés chez des vaccinés[15] et le tétanos néonatal a disparu grâce à l'accouchement dans d'excellentes conditions d'hygiène dans les pays développés[16]) ;

---

10. Berche, P., « Le système immunitaire : les défenses de l'organisme sans système immunitaire, l'organisme ne serait plus protégé contre les microbes, les virus, les substances toxiques… », in *La rédaction d'Allodocteurs.fr*, 2 avril 2015.

11. Première maladie surveillée au niveau international dès le XIXe siècle. En 2014, 100 000 décès pour 4 millions de cas recensés.

12. Considérée par l'OMS en 2001 comme maladie ré-émergente.

13. Vitek C.-R. et al., « Risk of diphteria among schoolchildren in the Russia Federation in relation to time since last vaccination », *The Lancet*, 1999, 353 : 355-358.

14. *Relevé épidémiologique hebdomadaire de l'OMS*, 2009, 84 (28) : 281-288.

15. « Severe tetanus in immunised patients with high anti-tetanus titers », *Neurology*, 1992, 42 : 761-764.

16. *Élimination du tétanos néonatal, proche ou lointaine ?*, OMS, 1996.

– la tuberculose[17], bien que cette dernière revienne avec le SIDA, car, chez ces patients, le bacille tuberculeux résiste aux traitements antibiotiques classiques et la contagion persiste plus gravement. Cette résistance est évidemment inquiétante, et l'on comprend pourquoi les laboratoires cherchent actuellement à fabriquer un nouveau vaccin.

Le journaliste médical Peter Moore affirme : « Nos villes surpeuplées, reliées par des systèmes de transport de masses de plus en plus rapides, sont des zones idéales pour la prolifération des maladies[18]. » Il craint « la grippe, la peste et le SIDA ». Il oublie de nous dire que ces maladies ne sont pas inéluctables. Elles dépendent tout autant de l'hygiène publique que des comportements qui conduisent à la santé.

Quand donc les médias nous parleront-ils de ces comportements de santé individuelle et publique ? Leurs informations concernant le tabagisme, par exemple, sont tellement inefficaces que le nombre de fumeurs chez les jeunes – surtout les femmes – ne cesse d'augmenter !

Évidemment, des progrès considérables sont attendus en matière de vaccination contre le SIDA, les cancers, le paludisme, la dengue… Mais il faut répéter et communiquer astucieusement. La meilleure prévention d'un grand nombre de ces maladies dépend d'abord des comportements de santé et, en particulier, de la qualité du système immunitaire de l'enfant ou de l'adulte à vacciner.

17. L'obligation du BCG pour prévenir de la tuberculose a disparu en juillet 2007. Les laboratoires prépareraient un nouveau vaccin.
18. Moore P., *Petit livre des grandes épidémies*, Belin, 2015.

Ce que ne savent pas Bill et Melinda Gates[19] et autres sponsors

Tout le monde sait qu'ils sont très riches et qu'ils ont fondé une fondation caritative, Bill et Melinda, au service de la santé du plus grand nombre[20]. Ils sont évidemment reçus par les grands de ce monde. Mais n'étant pas dans le domaine de la santé, ils ne savent pas bien distinguer le vrai du faux en matière de santé publique. Comme Kennedy ou ses successeurs qui pensaient mettre fin aux cancers avant d'aller sur la lune, ils croient dur comme fer qu'ils vont éradiquer de nombreuses maladies en généralisant les vaccinations sur leur terrain planétaire. Ils sont dans l'erreur, n'ayant pas compris que les maladies qu'ils veulent combattre sont d'abord liées à des comportements de vie.

Pour eux, la santé *doit être une priorité des dépenses de développement.* Évidemment, ils répètent les chiffres qui leur sont donnés par leurs nombreux conseillers, de l'OMS aux chefs de gouvernements qui les courtisent.

---

19. L'Inde, par son Tribunal suprême, a reçu et instruit une plainte contre la fondation Bill et Melinda Gates pour avoir testé sans leur consentement des vaccins sur des enfants. Merck et GSK, avec l'aide de la fondation, ont réalisé des essais cliniques sur 24 000 adolescentes sans informations sur les risques et sans suivi avec l'appui de l'UNICEF et de l'OMS. Les multiples désordres immunologiques et complications seront-elles prises en compte ?

20. « En quinze ans d'existence, la fondation Gates a ainsi injecté 2,5 milliards de dollars dans la lutte contre le VIH-SIDA via différents programmes, et autant auprès de l'alliance GAVI, qui s'est fixé pour objectif sur la période 2010-2015 de vacciner contre le pneumocoque et les rotavirus (responsables des diarrhées) 240 millions d'enfants pour éviter 4 millions de décès prématurés.
Aux États-Unis, la liste des « philanthropes capitalistes » ayant précédé Bill Gates, et dont celui-ci revendique s'être inspiré, inclut des noms aussi prestigieux que Rockefeller, Carnegie et Ford. Ce qui change, c'est l'échelle. Assise sur un fonds de 43 milliards de dollars, la fondation Gates dispose d'un budget annuel désormais deux fois supérieur à celui de l'Organisation mondiale de la santé, l'agence onusienne qui, elle, est financée par les États » (*Santé – Le Figaro*, 10 juillet 2015).

Bill affirme de façon péremptoire : « Pouvez-vous faire mieux qu'un retour sur investissement de facteur 9, en sauvant plus de 61 millions d'enfants et 3 millions de mères, et en évitant 21 millions de décès du SIDA et 10 millions de la tuberculose ? Franchement, j'en doute. Mais si vous en êtes capables, alors je serais ravi de voir votre plan. »

Ces progrès, qui ne sont que des perspectives, font rêver. Ils ne seront possibles que s'ils concernent d'abord la vie concrète de chaque jour : l'hygiène publique (eau courante et potable, habitats décents, moyens de communications sécurisés…) et tout autant les comportements alimentaires et relationnels (en particulier le respect de la femme, de l'homme, de l'enfant), l'accès à une éducation adaptée au pays et à la personne ; les activités professionnelles correctement rémunérées pour nourrir sa famille, les sécurités individuelles et collectives. Là est l'avenir !

Voilà où sera l'égalité en matière de santé publique entre pays riches et pays pauvres. Faire croire sans cesse aux progrès de la science avec, en particulier, « le financement de la recherche pour de nouveaux vaccins et autres moyens permettant de sauver des vies » est une belle utopie d'experts comme nous en voyons si souvent.

Il y a eu, il y a les médicaments contre l'obésité, le cholestérol, l'hypertension, le diabète, et toutes les maladies psychologiques de l'anxiété, la déprime, l'humeur, l'insomnie, les pertes de mémoire.

Tandis que nos pays qui se disent développés vieillissent lamentablement et multiplient les nouvelles maladies, même chez les plus jeunes, les peuples des pays émergents ou qui veulent se développer, frappent à nos portes pour venir vivre chez nous.

Ce ne sont pas des vaccins, même gratuits, qu'ils attendent, ce sont des modes de vie qui conduisent à la liberté, au travail décent, à la santé et au bonheur.

Les objectifs du millénaire pour le développement (OMD) resteront de belles promesses qui seront publiées dans les meilleures revues scientifiques – elles aussi sont achetables ! – mais elles n'atteindront que très peu les peuples dans leur vie quotidienne.

En deux siècles, les progrès concernant les vaccins sont considérables et autant sont attendus. Bientôt nous passerons des injections aux patchs, du sous-cutané ou de l'intramusculaire qui font peur à l'absorption transdermique, y compris avec des nanopatchs très peu coûteux, pas plus de 50 cents contre 2 dollars en moyenne. De très faibles quantités d'antigènes seront suffisantes pour stimuler les défenses immunitaires et réduiront les effets indésirables.

III

Le meilleur vaccin : nos défenses immunitaires

La santé n'est pas tout mais sans elle,
tout le reste n'est rien.
Arthur Schopenhauer (1788-1860)

Si l'intestin est sain,
toute maladie peut être guérie.
Dicton chinois

Ce chapitre est certainement le plus important et le plus long. Il est anthropo-logique, permet de comprendre dans le détail la merveilleuse organisation de notre corps et de nos propres défenses. Cette organisation est essentiellement protectrice et, comme nous le verrons, elle peut être considérée comme le meilleur, le premier vaccin. Que le lecteur n'en conclue pas hâtivement que je suis contre les vaccins… Lisez d'abord.

Des microbes dans notre environnement et tout au long du tube digestif

Les microbes de notre environnement sont légion[21]

Nous les respirons, les ingérons et les inhalons en permanence sans nous en rendre compte, car ils sont invisibles à l'œil nu. Ils touchent notre peau, nos cheveux, toutes les zones de notre enveloppe corporelle. Ils sont aussi présents en très grande quantité dans notre tube digestif. Nous les craignons trop. En effet, ils sont indispensables à notre santé contrairement à ce que certains ont intérêt à nous faire croire.

Nous ne vivons pas dans un univers stérile, avec plus de mille milliards de bactéries dans notre tube digestif. Elles sont capables de fabriquer des vitamines, la K en particulier, pour la coagulation du sang et l'ossification, et de transformer même ce que nous avons des difficultés à digérer.

Bactéries et champignons fécondent les sols en produisant de l'humus à partir des végétaux et des animaux vivants[22] ou morts[23]. Ils sont indispensables à la vie et à la croissance des végétaux et aussi indispensables à notre propre vie, constituant en notre corps un véritable écosystème en équilibre.

21. Ils sont composés d'une seule cellule tels les bactéries, les virus, les levures ou les protistes (algues et animaux unicellulaires), ou de plusieurs cellules comme les champignons.

22. Les déjections des vers de terre contiennent, outre un grand nombre de substances minérales, sept fois plus d'azote, trois fois plus de potassium, six fois plus de magnésium et deux fois plus de calcium qu'une terre ordinaire. – *Cléopâtre avait érigé le ver de terre en animal sacré, qu'il était interdit de déranger.*

23. Lorch A., *Les Micro-organismes efficaces au quotidien – Au service de la terre, des animaux et des hommes*, éditions Le Souffle d'OR, 2011.

Quant aux virus, ce sont les microbes les plus abondants dans l'eau et donc sur la planète. Il y en aurait 2 à 10 milliards dans un litre d'eau de mer[24].

Tout déséquilibre induit la multiplication en excès de colonies de microbes, contre laquelle les différentes capacités du système immunitaire se mettent en marche.

Le tube digestif reçoit des aliments non stériles

Ils peuvent contenir de nombreux germes. Le tube digestif fabrique sur toute sa longueur et surtout à son extrémité, dans la partie colique, des déchets remplis de bactéries, virus, champignons, qui constituent *la flore intestinale* ou *microbiote intestinal* si important pour l'immunité digestive.

Tous les autres organes du corps sont stériles au sens où les germes présents ne sont pas dangereux, si l'organisme est en bonne santé.

Par exemple, dans la grosse veine qui va au foie, *la veine porte* qui transporte les micronutriments sélectionnés par le tube digestif en direction du foie, sont présents des germes qui seront captés et détruits par les cellules immunes du foie.

Nous devons donc présenter à part le système immunitaire intestinal qui se construit dans les mille premiers jours de la vie, soit deux cent soixante-dix jours intra-utérins et deux années de plus après la naissance.

24. Les bactéries en particulier servent de nourriture à de nombreux organismes marins. Elles se fixent sur des algues ou des larves. Elles permettent également la dégradation de certains polluants tels que naphtalène, pesticides, cellulose, hydrocarbures… Certaines bactéries ont la capacité de concentrer des polluants tels que les métaux lourds (mercure) ; leur consommation par des mollusques filtreurs ou des vers peut contaminer la chaîne alimentaire.

Les déséquilibres de la flore où qu'elle soit (cutanée, digestive, vaginale...)

Ils peuvent avoir de multiples causes :

– Une plaie cutanée qui s'infecte d'autant plus facilement que le patient a un terrain fragile comme le diabète. Le staphylocoque doré, une bactérie importante, n'est pas pathogène en lui-même, car il est présent dans les fosses nasales d'une personne sur trois sans créer le moindre trouble.

En revanche, la présence de ce staphylocoque doré dans une plaie ou son entrée dans une zone du corps lors d'une intervention chirurgicale peut être très difficile à traiter, entraînant infection osseuse, ostéite ou infection du péritoine, péritonite...

– Dans le tube digestif, les 1 à 2 kg de germes présents ont un rôle majeur. Les spécialistes distinguent (1) la flore dominante qui, dans le colon, représente 10 à 20 espèces microbiennes sous forme de colonies ; (2) la flore sous-dominante ; et (3) la flore de passage, variable, transitoire, qui n'a pas de pouvoir délétère.

Tout déséquilibre de ce réservoir de germes, de cet écosystème, est néfaste. Les nombreuses espèces qui colonisent le tube digestif peuvent et même doivent s'opposer à l'implantation et à la multiplication de bactéries exogènes dangereuses pour l'organisme. Cette capacité est nommée « effet barrière » ou « résistance à la colonisation ». Elle contrôle le niveau des populations bactériennes et leurs effets toxiques.

Évidemment, ce sont les mauvaises habitudes alimentaires qui sont souvent en cause, déséquilibrant la flore digestive, créant au niveau du colon une accélération du transit ou, inversement, un ralentissement confinant à la constipation. D'où le développement de pullulation, de putréfaction microbienne et même de porosité intestinale, laissant passer de mauvaises molécules et parfois des micro-organismes dans le sang envahissant des tissus ou organes qui n'en ont pas besoin. Les allergies ou intolérances alimentaires peuvent s'ajouter à ces déséquilibres, comme nous le verrons plus loin.

– Au niveau vaginal, les déséquilibres de la flore sont malheureusement fréquents. Ils apparaissent dans le vaste cadre des Infections sexuellement transmissibles (IST) par déséquilibre de la flore vaginale normale dite de Döderlein[25].

Cette flore est responsable de l'acidité vaginale (pH entre 4 et 4.5) nécessaire à la bonne santé du milieu vaginal, défavorable au développement des bactéries ou champignons, *candidas* responsables de *mycoses vaginales* dites « candidoses ». On trouve aussi un parasite, le *trichomonas vaginalis,* responsable de *trichomonase.*

Organisation anatomique et cellulaire de nos défenses immunitaires

Le système immunitaire est partout présent dans l'organisme, chargé de nous défendre contre tout ce qui peut nuire : les microbes ou micro-organismes[26] invisibles à l'œil nu, mais aussi les pollutions en tout genre.

25. Découverte en 1892 par le gynécologue allemand Albert Sigmund Gustav Döderlein (1860-1941).
26. Du grec μικρός, *mikrós*, « petit » et de ὀργανισμός, *organismós*, « organisme ».

Nos défenses immunitaires dans les circulations sanguine et lymphatique[27]

La **circulation sanguine** assure les défenses par les nombreuses familles de globules blancs fabriquées par la moelle des os. Celle-ci fabrique en permanence les globules du sang, dont les globules blancs qui ont un rôle essentiellement immunologique. Ils sont faits pour nous protéger.

Ils possèdent une première et extraordinaire fonction : la *phagocytose*, qui consiste à absorber le microbe pour le neutraliser.

On les nomme *macrophages* spécialisés dans la *phagocytose*[28].

Sont aussi capables de phagocytose des cellules en forme d'étoile dites *dendritiques* qui détectent le microbe et le détruisent. Elles appartiennent directement au système immunitaire. On les trouve dans un grand nombre d'organes, tels que la rate, le thymus, le foie, comme nous le verrons.

Ces cellules communiquent entre elles par des médiateurs agissant à distance, ce sont *les cytokines*[29]. Elles sont capables de stimuler d'autres cellules comme renfort immunitaire. Leur vie n'excède pas une semaine – comme la plupart des globules blancs –, elles sont donc très vite remplacées.

Les familles de globules blancs sont très nombreuses et actives. Ces globules possèdent des récepteurs capables de reconnaître les récepteurs des microbes présents à leur surface.

---

27. Cf. les 2 lettres présentes sur mon site www.professeur-joyeux.com : 1. *L'immunité, un système à bien connaître, partout dans notre corps* – 2. *Le formidable rôle immunitaire de notre intestin.*

28. Phagocyter : du grec *phagein* qui signifie « manger ».

29. En grec *cyto*, « cellule », et *kinos*, « mouvement ». Les *cytokines* sont des protéines ou des glycoprotéines fabriquées par les cellules du système immunitaire. Elles sont aussi importantes pour l'organisme que les hormones ou les neuromédiateurs.

Ces récepteurs des microbes sont présents dans les vaccins atténués mais absents des vaccins inactivés.

– Les familles de granulocytes (ressemblant à des grains au microscope) sont les plus nombreuses. Les granulocytes se chargent surtout des infections bactériennes, augmentent en nombre dans le sang lors d'un panaris ou d'une infection de l'appendice (appendicite), de la vésicule biliaire (cholécystite) ou du colon (sigmoïdite).

– Les familles de lymphocytes (30 % du total des globules blancs) présents à la fois dans le sang et dans la lymphe sont affublées d'une lettre B pour signifier qu'ils sont issus de « Bone Marrow », c'est-à-dire de la moelle osseuse, ou de la lettre T quand ils ont pour origine le *thymus*[30].

Les lymphocytes B sont responsables de l'immunité humorale : ils fabriquent des immunoglobulines en grande quantité, qui sont des anticorps qui, pour être actifs, se lient à des antigènes. Ils peuvent se transformer en plasmocytes.

Les lymphocytes T sont responsables de l'immunité cellulaire : les cellules infectées par un virus ou les cellules cancéreuses étrangères à l'organisme (c'est-à-dire autres que celles que les cellules T ont appris à tolérer lors de leur maturation) sont détruites par un mécanisme complexe.

Ces derniers sont doués de mémoire et peuvent reconnaître un germe ou un virus qu'ils ont déjà combattu. Ainsi, chaque lymphocyte T peut s'adapter à un antigène particulier.

30. Le thymus est une glande cachée derrière le sternum. Il est à la base du système immunitaire de l'enfant en fabriquant les lymphocytes T. Sa taille est maximale à la puberté. Ensuite, ayant joué son rôle, il involue.

On compte au moins 350 familles de lymphocytes, capables d'être directement des tueurs (*Killers* ou *NK, Natural Killers*) de bactéries ou de virus, des auxiliaires (*Helpers*) capables de fabriquer des anticorps spécifiques, des immunoglobulines différentes selon les besoins de l'immunité face à telle ou telle agression.

La **circulation lymphatique**, c'est la lymphe[31] et ses très fins canaux et les nœuds ou croisements lymphatiques nommés aussi ganglions. Ces derniers réagissent en cas d'infection bactérienne en jouant le rôle de barrage à l'infection (ils grossissent et s'enflamment). Un panaris du pouce, par exemple, stimule les ganglions du coude ou de l'aisselle pour protéger le reste de l'organisme d'un risque d'infection généralisée. Au total, notre corps possède au moins 600 ganglions actifs qui jouent un grand rôle immunitaire.

En cas de cancer, les ganglions de la région de l'organe atteint peuvent être dépassés dans leur rôle de protection et sont alors envahis par les cellules cancéreuses. On parle alors de métastases ganglionnaires.

Nos défenses immunitaires présentes dans tous nos organes

Chaque organe possède ses propres cellules immunocompétentes.

Il est fondamental de comprendre que plus de 70 % de notre système immunitaire, et donc de nos défenses immuni-

31. Elle transporte le liquide lymphatique dénommé « lymphe » (2 à 4 litres d'un liquide transparent chaque jour circulent en permanence en plus des 5 à 6 litres de sang qui partent – sang rouge – et reviennent – sang bleu – au cœur). La lymphe contient les cellules clés du système immunitaire de défense de l'organisme, *les lymphocytes* et en plus des molécules protéiques et lipidiques provenant de notre alimentation.

taires, est localisé dans le tube digestif (qui va de la bouche, notre palais des saveurs, à l'anus).

Les seins et le lait maternel

Chaque sein est « branché » anatomiquement sur la région de l'aisselle qui comporte de nombreux ganglions (20 à 30). Ils jouent le rôle de barrière immunologique et peuvent malheureusement être dépassés en cas de cancer. Le lait maternel contient des bifidobactéries et des lactobacilles qui protègent des bactéries dangereuses.

Un mauvais positionnement de l'enfant dans les bras de sa mère et/ou une mauvaise succion du bébé (frein de la langue trop développé) pendant l'allaitement, peuvent conduire à des « crevasses » au niveau du mamelon et même à des abcès du sein qui signent de mauvaises défenses immunitaires locales et même générales. La préparation et l'hygiène quotidienne du mamelon sont d'une extrême importance pour que l'allaitement maternel soit possible intégralement pendant au moins six mois et partiellement une année de plus, comme le recommande l'Organisation mondiale de la santé.

La peau

Elle joue le rôle de barrière mécanique, imperméable à l'eau, constituée de plusieurs couches de cellules qui se renouvellent sans cesse, dont certaines sont de véritables sentinelles immunitaires. Ces dernières peuvent fabriquer des acides gras constituant le sébum[32] et des protéines antimicrobiennes, telles que la *psoriasine* qui élimine les microbes comme les

32. Le sébum (du mot « suif » en latin) est fabriqué par des glandes de la peau, dites sébacées constituant un très mince film gras qui protège la peau. Mélangé à la sueur, le sébum protège la peau du dessèchement. L'acné est un excès de sébum, le plus souvent lié à de mauvaises habitudes alimentaires, trop de mauvais sucres et trop de mauvais gras.

colibacilles en moins de deux heures. Une mauvaise hygiène de l'enveloppe de notre corps conduit à des infections bactériennes type streptocoques responsables d'*érysipèle*[33] ou staphylocoques pouvant se généraliser à tout l'organisme quand elles passent dans le sang.

La gorge avec les amygdales et végétations placées à l'entrée des voies digestive et respiratoire

Les amygdales, en arrière de chaque côté de la gorge, visibles à l'œil nu, de part et d'autre de la luette, sont comme des gardiens contre les agents infectieux. Au total, la gorge est équipée de 6 paires de plus petites amygdales : sur la base de la langue, derrière le voile du palais, autour des orifices de l'oreille moyenne présents à l'intérieur du pharynx.

Les « végétations » sont constituées d'un anneau de tissu lymphatique au fond de la gorge en haut du palais et jusque derrière le nez. Un mauvais état buccal peut être responsable d'inflammation des amygdales et des végétations pouvant évoluer vers l'infection.

Remarquons que les angines à streptocoques qui enflamment puis infectent les amygdales (avec ses points blancs caractéristiques) peuvent avoir plusieurs conséquences délétères par hyper-réactions immunitaires. Ces réactions ciblent les reins et sont responsables de « glomérulonéphrites » conduisant à des insuffisances rénales ; ciblent le niveau cardiaque responsable du « rétrécissement de la valve mitrale » pouvant nécessiter son remplacement ; et même ciblent le niveau articulaire, « arthrite », le plus souvent des genoux avec douleurs et gonflement inflammatoire.

---

33. Du grec ἐρυσίπελας qui signifie « peau rouge ». Plus de 85 % des érysipèles surviennent aux membres inférieurs, surtout quand le drainage lymphatique et/ou veineux se fait mal.

L'estomac

Il possède un tissu immun nommé GALT (ici *Gastro-Associeted Lymphoïd Tissue*) et un drainage lymphatique qui se dirige vers les nœuds lymphatiques ou ganglions qui l'entourent. Face à toute agression alimentaire ou psychologique, l'estomac réagit dans son intérieur via son système nerveux autonome (gastrite inflammatoire), mais aussi au niveau de son système de défense immunitaire.

La consommation excessive de produits animaux, produits laitiers de vache, en particulier conservés UHT – Ultra Haute Température – et de viandes rouges, avec en plus tous les pesticides, antibiotiques et anabolisants administrés aux animaux, peuvent être en cause dans l'apparition de lymphomes de l'estomac. Le lymphome[34] n'est autre que le cancer du système lymphatique de l'organe dans lequel il se développe. C'est le système immunitaire local qui est alors totalement dépassé.

L'intestin grêle et l'appendice[35]

Pas de bonne immunité sans un intestin grêle en bon état.

Le GALT (*Gut-associated lymphoid tissue*), vu plus haut dans l'estomac, est présent dans l'intestin sur une surface équivalente à un terrain de tennis. Il contient plus de lymphocytes

34. 3 à 5 % des cancers de l'adulte. Ils peuvent atteindre tout élément du tube digestif, la peau, le cerveau, les méninges, les os, les testicules ou ovaires, le poumon… avec les signes cliniques spécifiques. On distingue les lymphomes hodgkiniens et non hodgkiniens. Ces derniers sont soit indolents non agressifs, soit des lymphomes agressifs. C'est le lymphocyte qui devient cancéreux. Une mutation intervient dans ses gènes qui contrôlent multiplication et croissance cellulaire, sous l'influence de facteurs cancérigènes environnementaux physiques (radiations) ou chimiques (respiratoires, alimentaires…).

35. On dit que l'appendice est l'amygdale de l'intestin pour signifier son rôle immunologique. Il ne faut cependant pas exagérer. En effet, il s'agit d'un petit résidu intestinal creux se terminant en cul-de-sac qui peut se remplir de matières fécales qui, ne s'évacuant pas, peuvent s'infecter et enflammer l'appendice créant une « appendicite » qui peut nécessiter une intervention chirurgicale imposant son ablation pour éviter abcès et même péritonite. Un homme célèbre en mourut : Léon Gambetta (1868-1882).

que tous les organes lymphoïdes de l'organisme réunis. Dans le GALT, les lymphocytes peuvent être isolés ou amassés dans de grands follicules[36] dénommés « plaques de Peyer[37] » qui ont un rôle immunologique essentiel. En effet, « les plaques de Peyer sont l'un des sites d'induction de la réponse immunitaire dans l'intestin ». Elles peuvent être dépassées en cas de maladie cancéreuse de l'intestin, de maladie inflammatoire, telle que la maladie de Crohn, et même suite aux vaccinations contre un des virus de gastro-entérites, le rotavirus.

Les cellules M (pour *Micro folds* soit microdigitations ou microplis) sont au niveau des microvillosités accolées les unes aux autres en forme de digitations courtes en doigt de gant. Ces cellules échantillonnent les antigènes et les micro-organismes de la lumière intestinale[38]. En 1998, on a identifié des villosités pré-remplies de lymphocytes (*lymphocyte-filled villi*).

Les cellules dendritiques, de forme étoilée, très proches des cellules M sont les « chefs d'orchestre du système immunitaire intestinal ». Ce sont les plus puissantes cellules présentatrices d'antigènes capables de reconnaître les substances dangereuses pour l'organisme (germes – bactéries ou virus –, métaux lourds, substances toxiques – pesticides de toutes sortes) et de les rejeter. Quand ces cellules sont dépassées, blessées par telle ou telle maladie (maladie cœliaque de l'allergie au Gluten et maladie de Crohn pour l'intestin grêle, rectocolite

36. Du latin *follis*, « la poche », « la bourse ».
37. Découvertes par le Suisse Johann Conrad Peyer (1653-1712).
38. On considère que les cellules M jouent un rôle déterminant dans la contamination du virus HIV du SIDA par voie rectale lors des rapports non protégés.

pour le colon et le rectum), elles risquent de laisser passer ces substances toxiques dans le sang.

Le colon de la droite vers la gauche

Ses cellules dites *colocytes* ou *colonocytes* ont *besoin* d'acides gras à chaîne courte, en particulier l'acide butyrique qui joue le rôle d'énergie princeps pour ces cellules[39]. La formation par les bactéries intestinales du butyrate, à partir des substrats glucidiques et/ou protéiques, si la flore est de bonne qualité, contribue au rôle protecteur de la flore vis-à-vis de la cancérogenèse des cellules du colon et du rectum. Il en est de même pour les bactéries « propioniques » capables d'induire la formation d'un autre acide gras à chaîne courte, l'acide propionique qui s'ajoute à l'acide butyrique comme énergie des cellules coliques. Ces acides gras à chaîne courte protègent du cancer du colon et du rectum.

Le foie et ses cellules immunitaires

Il possède des cellules immunitaires spécialisées dénommées *cellules de Küppfer*[40]. Elles forment 30 % des cellules du foie. On sait qu'une nourriture trop sucrée et trop grasse se stocke facilement dans les cellules du foie constituant chez l'humain un authentique « foie gras » dénommé *stéatose hépatique*. Ainsi, les hépatocytes gavés de gras empêchent les cellules immunocompétentes du foie de jouer leur rôle protecteur.

39. L'énergie princeps des cellules nerveuses est le glucose, provenant au mieux du fructose des fruits. L'énergie princeps des cellules de l'intestin grêle est la glutamine (*facteur spécifique de survie pour les entérocytes*) présente dans les protéines végétales et animales. L'énergie princeps des cellules du colon est l'acide butyrique ou butyrate, fabriqué par la flore intestinale produite par la digestion des fibres des aliments (fruits et légumes). Le butyrate a un effet trophique sur la muqueuse colique et heureusement inhibe la prolifération des cellules tumorales du colon.
40. Elles sont capables de macrophagie et protègent ainsi les cellules du foie de molécules toxiques. Elles ont été décrites par Karl Wilhelm von Küpffer en 1876.

Les reins et leur capacité de filtration

Ils filtrent magnifiquement le sang de nos déchets en les sélectionnant de façon parfaite. Ils retiennent les sucres, les protéines et toutes les molécules dont notre corps a vraiment besoin. Quand on retrouve le sucre dans les urines, il y a diabète. De même, quand les protéines passent la barrière rénale, elles se retrouvent dans les urines. C'est ce qui se passe dans la maladie de certains globules blancs responsables de la maladie de Kahler. Les plasmocytes malades normalement spécialisés dans la fabrication d'anticorps déclenchent des anomalies du filtre rénal, d'où l'élimination dans les urines d'une protéine à chaînes légères dite de « Bence Jones ».

N'oublions pas que les reins aident à la fabrication de la vitamine D[41] et à la fabrication des globules rouges par la moelle osseuse, grâce à l'hormone *erythropoïétine* ou EPO, que les coureurs du Tour de France ont utilisé largement pour monter en danseuse les côtes les plus rudes…

On ne connaît pas très bien les cellules qui jouent un rôle essentiel dans le système immunitaire des reins. On connaît cependant la maladie dite « néphropathie à IgA[42] », liée à une anomalie immunitaire. Les immunoglobulines de type A (IgA) sont fabriquées en excès par l'intestin du fait d'une intolérance au gluten et s'accumulent au niveau des reins.

Les IgA s'agglutinent et forment des paquets qui se déposent dans la partie du rein qui filtre le sang pour éliminer ses déchets (le glomérule rénal). Les reins deviennent perméables aux protéines que l'on retrouve dans les urines.

---

41. Fabriquée sous la peau grâce au soleil, la vitamine D est transformée en produit actif par les reins. Ils la transforment en 1-25 alpha-hydroxy-cholécalciferol qui permet l'absorption du calcium des aliments par l'intestin et de là sa fixation sur l'os. Les reins fonctionnant normalement aident au maintien d'une structure osseuse normale.

42. C'est la maladie de Berger découverte en 1966 par Jean Berger (1930-2011), de l'hôpital Necker à Paris.

Ce phénomène altère la fonction rénale. Dans 20 % à 30 % des cas, la maladie évolue vers une insuffisance rénale au bout de vingt ans.

Les poumons et le cœur

Ils possèdent leur propre système immunitaire fait d'un large réseau de nœuds lymphatiques présents autour des bronches et des gros vaisseaux, qui vont ou reviennent du cœur. Ils recueillent la lymphe venant de la périphérie des poumons et du cœur. Chez les fumeurs, les ganglions deviennent *anthracosiques*, se « gavant » de carbone, comme dans les mines de charbon, où ils se remplissaient de poussières de charbon chez les silicotiques.

La rate, active avant la naissance

Elle est déjà active avant la naissance et pour peu de temps. Elle fabrique pour le fœtus, du troisième au septième mois de la grossesse, de très nombreux globules du sang, *des rouges*, *des blancs* et même de toutes petites particules que les spécialistes du sang, les hématologues, appellent *les plaquettes.* Dès la naissance, la moelle osseuse la remplace et, jusqu'à la fin de la vie, la rate fait partie du système de protection immunitaire. Si, un jour ou l'autre, la moelle osseuse est défaillante, la rate peut partiellement la remplacer, c'est *l'hématopoïèse*[43] *splénique*.

La rate peut purifier le sang des globules rouges en excès, des plaquettes détériorées, et filtrer en les éliminant des débris cellulaires inutiles des virus, des corps étrangers, des toxines…

43. Du grec αἷμα, αίματος, « le sang », et ποιεῖν, « faire », « fabriquer ».

Elle est particulièrement spécialisée pour contrôler des infections à bactéries à capsule dites « encapsulées », en particulier les pneumocoques et les méningocoques. C'est pour cette raison que si on enlève la rate (splénectomie), quelle qu'en soit la raison, il faut que l'organisme soit vacciné par sécurité contre pneumocoque et méningocoque. La rate est considérée comme le « cimetière des globules rouges et des plaquettes ».

Une vaccination ciblée est nécessaire chez les personnes sans rate ou en immunodépression : dénutris, greffés, porteurs du virus du SIDA, atteints par le cancer, guéris ou pas, hors chimiothérapie, insuffisants chroniques cardiaques, respiratoires, rénaux et hépatiques. Tous doivent être vaccinés contre pneumocoques et méningocoques dans leur meilleur moment d'immunité (sans fièvre, sans fatigue intense, à distance, au moins un mois, d'une maladie surtout infectieuse).

Sans rate, 2 vaccinations sont donc absolument nécessaires :

– La vaccination contre le pneumocoque

Le vaccin nommé *Prevenar 13* est efficace contre 13 sortes de pneumocoques.

Le vaccin nommé *Pneumo 23* contient des fragments de 23 sortes de pneumocoques. Il est réservé aux enfants et aux adultes fragilisés (personnes dont la rate a été retirée, ou celles qui souffrent d'insuffisance cardiaque ou respiratoire, d'infection au virus du SIDA…).

– La vaccination contre les méningocoques

Le méningocoque est une bactérie présente dans la gorge et le nez. Le plus souvent, il n'entraîne pas de maladies. Parfois, il est responsable d'infections graves, comme des méningites, chez les enfants et les jeunes adultes.

Il existe plusieurs types de méningocoques. En France, les types B et C sont les plus répandus. Il existe un vaccin efficace contre le type C comme nous le verrons.

Cette vaccination réalisée par une dose unique est recommandée à toutes les personnes ayant subi l'ablation de la rate, et aussi aux hommes ayant des relations sexuelles avec d'autres hommes ainsi que les personnes de plus de 24 ans qui fréquentent les lieux de convivialité ou de rencontre gays, en raison de la recrudescence du nombre de cas chez ces personnes.

Le système immunitaire des glandes hormonales de haut en bas

– L'épiphyse, ou glande pinéale, et l'hypophyse sont protégées par le système immunitaire des méninges (voir cerveau).

– La thyroïde est protégée par de nombreux ganglions du cou, de haut en bas.

– Les surrénales, au-dessus des reins, ont un drainage lymphatique qui suit celui des pôles supérieurs des reins.

– Les ovaires et testicules sont aussi protégés par le système lymphatique qui suit leurs vaisseaux, artères et veines vers les grands vaisseaux aorte et veine cave.

Le vagin a aussi ses propres défenses immunologiques

C'est la flore de Döderlein, responsable de l'acidité vaginale avec un pH entre 4 et 4.5 qui empêche le développement des bactéries ou champignons, en particulier les *candidas albicans* responsables de mycoses vaginales dites « candidoses ».

Le cerveau est lui aussi protégé immunologiquement

Les spécialistes parlent de 3 barrières entre sang et méninges, sang et encéphale et entre méninges et encéphale.

– La barrière sang-méninges est la mieux connue

Sa perméabilité est faible dans le sens sang-LCR (liquide céphalo-rachidien), mais grande dans le sens LCR-sang. Elle ne laisse passer que les petits minéraux. Les antibiotiques ne la franchissent pas, sauf les sulfamides (ce qui est important pour traiter les méningites).

La découverte récente de vaisseaux lymphatiques dans la dure-mère est d'une grande importance. Elle rend possible les échanges entre des globules blancs (lymphocytes) et le LCR, et, ce qui est encore plus nouveau, des relations directes avec le système lymphatique cervical profond[44].

– La barrière sang-cerveau

C'est un réseau de capillaires qui fournit des aliments aux cellules nerveuses. Chez les humains, le cerveau représente environ 2 % de la masse corporelle. Mais ses besoins en énergie sont environ de 20 % du total.

Les cellules des vaisseaux capillaires cérébraux sont soudées entre elles par des jonctions serrées et entourées par des prolongements des astrocytes (cellules supports et protectrices des neurones). Les seules substances qui passent facilement la barrière sont les substances liposolubles et le glucose, non liposoluble mais indispensable, passe aussi. L'importante imperméabilité de la barrière hémato-encéphalique à l'égard des agents toxiques, des anticorps et globules blancs en fait une « barrière immunologique ».

44. Louveau A. et al., « Structural and functional features of central nervous system lymphatic vessels », *Nature*, G2015, Macmillan Publishers Limited, all rights reserved.

– La barrière méninges-cerveau

Elle est encore mal connue, car il s'agit des échanges directs entre la pie-mère et le cerveau en contact étroit.

En plus de la protection mécanique, les méninges assurent donc une protection immunitaire majeure.

Le système osseux

Par la moelle des os, surtout dans la partie spongieuse des os plats et les extrémités des os longs, il est très actif tout au long de la vie, prenant le relais de la rate rapidement après la naissance. La moelle osseuse est chargée de fabriquer tous les globules du sang, les rouges, les blancs et les plaquettes qui jouent chacun un rôle majeur pour la santé. Quand la moelle osseuse est envahie par les cellules cancéreuses, le pronostic vital est en jeu.

Depuis la conception jusqu'à 1 000 jours : la construction d'un système immunitaire mature

Le statut immunologique du fœtus est très particulier car c'est un corps différent du corps de sa mère. Il est comme une greffe pour sa mère. Il est entouré d'un tissu (le trophoblaste) qui ne porte aucun des antigènes d'histocompatibilité classiques mais exprime un autre antigène, appelé HLA-G. Cette molécule joue un rôle crucial dans le maintien de la grossesse, car elle empêche les cellules immunitaires tueuses de faire leur travail.

L'immunité du bébé *in utero* se développe progressivement pour être complète, mature, vers l'âge de 5 ans.

À cet âge, celui de la maturité immunologique, il y a 2 types d'immunité :

– L'immunité innée est la première ligne de défense de notre corps, immédiate, comprenant les globules blancs phagocytes (macrophages, polynucléaires neutrophiles et cellules NK), non spécifique d'un microbe, sans mémoire immunologique.

– L'immunité acquise ou adaptative est la deuxième ligne de défense, retardée, avec les lymphocytes B et T, spécifique d'un microbe, avec une mémoire immunologique.

Ainsi, on parle d'une immunité « innée » (celle anatomiquement présente à la naissance, c'est le système lymphatique au repos) et d'une immunité qui s'acquiert, dite « adaptative », celle qui se construit au contact de l'environnement naturellement, et qui est la plus solide, ou celle par vaccination, plus fragile d'où la nécessité des rappels.

L'immunité innée construite in utero

L'immunité innée est la première ligne de défense de notre corps. Grâce à elle, la présence d'intrus dans notre corps est immédiatement repérée et freinée.

Elle n'a pas encore fonctionné au moment de la naissance, car pendant les neuf mois de la vie intra-utérine, l'embryon jusqu'au deuxième mois puis le fœtus, de 3 à 9 mois, a été totalement protégé par le système immunitaire maternel. La cavité amniotique dans laquelle baigne le bébé est une protection immunitaire pour le fœtus, comme un « cocon immunitaire ».

Pour cette découverte de l'immunité innée, le Français Jules Hoffmann a reçu le prix Nobel de médecine en 2011.

In utero, le bébé se forme et croît[45] dans le liquide amniotique

Il est dans un environnement stérile, il n'y a pas le moindre germe. Bébé *in utero* est totalement stérile à l'intérieur de son corps comme sur sa peau.

Contre les infections, le bébé est protégé naturellement par sa mère de 2 manières : 1) par les protections immunitaires nécessaires qu'elle lui donne via le sang du cordon ombilical ; 2) par le liquide amniotique et les membranes amniotiques qui sont un cocon immunologique entourant le bébé.

1) Au travers du placenta, par le cordon ombilical passent toutes les immunoglobulines de la mère nécessaires à la protection de l'enfant.

2) Le liquide amniotique est à la fois nutritif et protecteur. Il est évidemment stérile et sa composition change tout le temps de la grossesse.

Le liquide amniotique est donc évidemment stérile. Son contenu est bien connu[46]. Il correspond à du plasma sanguin la première moitié de la grossesse. La seconde moitié de la grossesse, il contient en plus des urines (principalement), du liquide pulmonaire et des matières fécales stériles.

Il est donc à la fois nutritif et protecteur. Le tube digestif de l'embryon (jusqu'à 2 mois), du fœtus (jusqu'à 9 mois), du

45. À 2 mois et demi (10 semaines de grossesse), le petit être humain ne mesure pas plus de 3 centimètres. Son corps est formé, on voit parfaitement sa tête, ses doigts de mains et de pieds, son sexe.

46. Liquide complexe, fait d'eau, de minéraux, de glucose, de lipides (*lécithine/sphingomyéline*) pour les poumons et le cerveau en formation du fœtus, de protéines bactéricides et des cellules épithéliales desquamées qui appartiennent au fœtus.

bébé à la naissance est stérile. Il fabrique le méconium[47] qui est retrouvé dans le liquide amniotique.

Au travers du placenta, par le cordon ombilical

Toutes les immunoglobulines nécessaires à la protection de l'enfant sont passées au travers du placenta, par le cordon ombilical.

Au cours de sa vie intra-utérine, le bébé boit de petites quantités de liquide amniotique et ses reins commencent à fonctionner. Au cours du troisième trimestre, il émet des urines (évidemment toujours stériles) dans le liquide amniotique s'il vient à en manquer.

Peu avant la naissance, les 4/5e du liquide amniotique sont les urines de l'enfant. Les urines fœtales sont donc la source majeure du liquide amniotique. Elles sont émises dès la onzième semaine d'arrêt des règles. Dès le deuxième trimestre, la production est de 110 ml/kg, puis 190 ml/kg et à terme 700 à 900 ml/24 heures.

Il y a évidemment déglutition concomitante des premières urines et à terme 700 ml par jour sont déglutis. Les poumons jouent aussi un rôle important, comme deuxième source de liquide amniotique, dans les cinq derniers mois de la grossesse. Ils produisent 200-400 ml/24 heures soit 10 % du poids fœtal.

47. Méconium vient du grec *mêkônion*, qui signifie « suc de pavot » et qui désignera aussi tout extrait sec de cette plante contenant une substance amère considérée pour sa toxicité ou son goût écœurant. Le méconium est collant, visqueux, verdâtre ou brunâtre ou même noirâtre, et souvent inodore. Il est expulsé par le nouveau-né généralement de façon abondante. C'est le liquide amniotique avalé qui sort transformé à l'extrémité du tube digestif.

À la naissance, le système digestif stérile est prêt à fonctionner

La surface de sélection et d'absorption des nutriments qui, à l'âge adulte, représentera 300 à 400 m^2, chez le nourrisson est proportionnelle à sa taille et à son poids.

Cette capacité d'absorption est liée à toutes les villosités et microvillosités présentes dans la paroi intestinale qui seront au contact des nutriments passés comme aliments par les étapes de la digestion. La longueur de l'intestin grêle est entre 4 et 6 mètres à l'âge adulte.

Comme chez l'adulte, la masse lymphoïde intestinale est la plus importante de l'organisme.

Cette masse lymphoïde sera en relation directe avec le système immunitaire périphérique. Elle est logiquement organisée dans toute l'épaisseur de la paroi de l'intestin. C'est un véritable réservoir[48] de précurseurs (masse de cellules lymphoïdes) prêt à recevoir des stimulations ou agressions antigéniques des nutriments et à réagir en fabriquant les défenses. Il est surtout développé sur la partie terminale du grêle, ce qui est logique puisque la plupart des nutriments non absorbés vont passer dans le colon.

Les cellules immatures, lymphocytes B et T et autres globules blancs, sont ainsi activées, se mobilisent et vont coloniser différents territoires de la muqueuse intestinale destinée à sélectionner pour absorber ou rejeter nutriments et molécules dont l'organisme a besoin ou pas.

48. On les appelle *Plaques de Peyer* (du Suisse Johann Conrad Peyer, 1653-1712) ou tissu lymphoïde intestinal. Elles sont présentes tout au long du tube digestif et concentrées dans la partie terminale de l'intestin grêle et l'appendice en fait partie.

Les **lymphocytes B** fabriqueront à la demande les immunoglobulines A constituant une barrière d'anticorps qui contrôle adhésion et croissance bactérienne.

Les **lymphocytes T** seront surtout les T4 auxiliaires, dépendants du thymus ; les T8 seront des tueurs de bactéries, de virus et autres agents toxiques.

C'est l'implantation de la flore dans le tube digestif qui donnera le signal du développement et de la maturation du système immunitaire.

Ainsi, les bactéries qui s'implantent et colonisent l'intestin chez le nouveau-né, sont des stimuli naturels qui permettent la maturation du système immunitaire, en particulier des lymphocytes B.

L'immunité acquise, dite « adaptative », dès la naissance

Face à une agression bactérienne ou virale, obligatoire

Face à une agression bactérienne ou virale, inévitable tout au long de la vie, des récepteurs présents sur les cellules immunitaires vont réagir.

Ils activent de nombreux gènes qui permettent la synthèse de substances nommées *cytokines* à l'origine des réponses inflammatoires. Les globules blancs entrent en action, la fièvre[49] freine la multiplication virale – elle est donc utile et nécessaire –, les vaisseaux sanguins se dilatent et deviennent

49. Une ou des *cytokines* – en particulier une *interleukine* – agissent au niveau du système nerveux, en particulier au niveau de l'hypothalamus, qui déclenche la fièvre. Une autre ou d'autres *cytokines* anti-inflammatoires stimulent l'hypophyse – chef d'orchestre des hormones de l'organisme – laquelle produit une hormone stimuline (ACTH), « AdrénoCorticoTrophine Hormone » qui, en stimulant la corticale des glandes surrénales, fabrique de la cortisone.

perméables pour laisser passer des cellules protectrices qui peuvent capter, tuer, absorber, phagocyter les germes.

La mémorisation des agressions, c'est le rôle des lymphocytes

Le nombre de lymphocytes B et T circulant par microlitre de sang est trois à quatre fois supérieur chez le nouveau-né comparativement à l'adulte.

Il diminue progressivement dès la première année de vie pour atteindre des valeurs proches de celles observées chez le jeune adulte dès l'âge de 5 ans. La proportion des lymphocytes B et des lymphocytes T4 ou T8 est relativement stable dès la première année de vie. Cependant, avec l'âge, les lymphocytes B et T, exclusivement naïfs à la naissance, se convertissent progressivement en lymphocytes mémoires.

– Les **lymphocytes B** face à l'agression d'un antigène, fabriquent des anticorps qui sont des *immunoglobulines* (Ig), au nombre de quatre et nommées par différentes lettres :

* Les IgM, lors de la première rencontre avec l'antigène.

* Les IgG, lors de rencontres suivantes, nombreuses dans le sang. Elles peuvent, en traversant le placenta, protéger l'enfant *in utero* pendant le troisième trimestre de la grossesse et au cours des six premiers mois de la vie. Elles représentent 75 % des Ig totales.

* Les IgA représentent 15 à 20 % des immunoglobulines du sang. Elles prennent le relais à la naissance, car elles sont déjà dans le lait maternel à des taux d'autant plus élevés que l'enfant naît prématurément. Ce qui compense le déficit des IgG insuffisamment reçues par le fœtus. Ces immunoglobulines assurent une protection au niveau de l'intérieur de l'intestin, sur la muqueuse. Elles protègent la muqueuse

contre la digestion des protéines par les enzymes digestives ou par les enzymes bactériennes.

* Les IgE sont fabriquées en cas d'allergie.

Évidemment, ces anticorps absents à la naissance apparaissent jour après jour grâce aux immunoglobulines fabriquées par les lymphocytes B, auxquels s'ajoute le rôle aussi essentiel des lymphocytes T.

– Les **lymphocytes** T mémorisent les agressions : surtout les T4 et les T8

Les T4 agissent grâce à des informations transmises par des molécules que s'envoient les globules blancs, *les interleukines*.

Un lymphocyte T4 est capable de produire des cytokines qui attirent des cellules en renfort pour produire des anticorps ou des lymphocytes T8 pour tuer des cellules infectées par des virus en particulier.

Les T8 sont des tueurs en fonction des molécules qu'ils portent. Ils détruisent les cellules infectées par les virus.

Dans le SIDA, le rapport T4/T8 se réduit du fait de la baisse très importante des T4.

La construction de la microbiotique du nourrisson : une étape après l'autre

À la naissance

L'enfant est soumis à un environnement bactérien qui touche sa peau et tout l'intérieur de son corps. On parle de *barrières naturelles*, au niveau de la peau qui se renouvellent en permanence et à l'intérieur du corps en relation avec l'extérieur, les voies respiratoires, les voies digestives, la voie génitale féminine.

L'ensemencement par les germes de la peau et du tube digestif du bébé se fait en plusieurs étapes.

Pendant l'accouchement

Idéalement en passant au travers de la filière génitale de la maman, le nouveau-né capte le premier élément de son microbiote. La flore vaginale, ou microbiote vaginal[50], ensemble des micro-organismes non pathogènes présents naturellement dans le vagin, ensemence l'extérieur du bébé, sa peau, pour former le microbiote cutané mais aussi commence à pénétrer son tube digestif[51].

De nombreuses espèces de lactobacilles[52] ont été détectées dans la salive d'adulte. Les principales sont *lactobacillus (Lb) fermentum*, *Lb. rhamnosus*, *Lb. salivarius*, *Lb. casei* et *Lb. acidophilus* que l'on peut trouver dans certains compléments dits « alimentaires » sous forme de probiotiques tel *Ergyphilus plus*[53] avec ses 4 souches *lactobacillus rhamnosus* GG, *Lb. paracasei, Lb. acidophilus* et *bifidobacterium.*

Soulignons l'intérêt de l'*Ergyphilus enfant* pour l'enfant né par césarienne et présentant des symptômes intestinaux.

50. Il possède essentiellement quatre genres de bactéries type *lactobacillus*, les mêmes que celles que l'on trouve dans le lait de la maman.

51. Moreau M.-C. et al., « Cinétique d'établissement de la microflore digestive chez le nouveau-né humain en fonction de la nature du lait », *Reproduction Nutrition Development*, 1986, 26, 745-753.

52. On compte 17 espèces de *lactobacilles* qui proviennent des aliments et de la salive. On a observé une relation directe entre la quantité trop faible des lactobacilles et les caries dentaires.

53. www.nutergia.fr.

En cas de césarienne[54]

Évidemment, le corps de l'enfant ne passe pas par la filière génitale de sa mère et ne reçoit pas la microbiotique dont il a besoin. Pour le moment, aucun traitement particulier ne peut la remplacer, même les compléments alimentaires. Ce sera donc une raison supplémentaire pour que l'enfant soit allaité par sa propre mère[55].

Dès que l'enfant est allaité

Les germes entrent naturellement dans son tube digestif.

Dans un millilitre de salive sont présentes 100 millions de bactéries (plus de 600 espèces différentes).

Dans un litre d'eau existent plusieurs centaines de millions de microbes.

Dans l'estomac, l'acidité naturelle du pH entre 2 et 4 fait qu'il y a peu de germes (10^1 à 10^3/ml).

Dans l'intestin grêle, ils passent de 10^3 à 10^8.

Dans le colon, ils sont 10^{12} à 10^{14}, c'est dire qu'ils sont plus nombreux que les cellules qui constituent le corps.

Ces germes sont de bons germes indispensables au fonctionnement normal du corps de l'enfant puis de l'adulte. En effet, ils ont une formidable activité, capables de synthétiser, comme nous l'avons déjà dit, de la vitamine K, des acides gras à chaîne courte à partir des fibres des aliments.

54. Nombre de césariennes : actuellement 1 naissance sur 5, presque 1 naissance sur 4 pour les primipares.

55. La GPA (gestation pour autrui) est une aberration scientifique et humaine qui fait de l'enfant un objet affectif, un doudou d'adulte. Un trafic d'enfants se développe entre pays riches et pauvres, moyennant finances, avec l'assentiment des pouvoirs publics dans toute l'Europe et entre les continents. En Grèce, une GPA coûte 10 000 € : la mère doit avoir eu des enfants « normaux ». Une nouvelle forme d'eugénisme !

Dès les premières heures après la naissance, entérobactéries et streptocoques s'installent dans le tube digestif.

Vers les deuxième et troisième jours apparaissent d'autres espèces : *bifidobactéries, bactéroïdes, clostridium.*

Dès le cinquième jour, 85 % des nouveau-nés allaités par leur mère ont une flore uniquement constituée de bifidobactéries qui durera plusieurs mois. 40 % de ceux qui ne sont pas allaités par leur mère n'ont pas de bifidobactéries.

La concentration des bactéries atteint progressivement chez l'adulte 10^9-10^{11} par gramme de selles.

Le mode d'allaitement joue un rôle essentiel sur l'implantation et la composition de la flore. Cette influence est visible sur l'aspect des selles. Elles sont orangées, granuleuses, fluides, d'odeur douce et non malodorantes. En cas de dérangement intestinal, du fait d'aliments absorbés par la maman, les selles prennent une couleur verdâtre avec une odeur acide.

L'allaitement au biberon avec des laits en poudre pour bébé, qui sont faits à partir de lait de vache, appelés « maternisés » ou non (1er âge : de 0 à 6 mois, 2e âge : de 6 à 12 mois, et laits de croissance au moins jusqu'à 3 ans, ou laits de suite), donnent des selles pâteuses de couleur mastic et un transit ralenti avec des odeurs désagréables voire aigres.

Même si leur composition industrielle s'approche au mieux du lait maternel, sa qualité ne saura jamais égaler le lait maternel. Ce dernier contient en particulier des anticorps essentiels à la protection du bébé contre les infections.

Du nourrisson à l'adulte, jusqu'à la microbiotique alimentaire

La flore microbiotique est donc notre amie, mais fragile comme tout ce qui est précieux et complexe en notre corps. Elle doit être bien comprise pour être respectée. Le premier à l'avoir observée fut l'Ukraino-Français Ilya Ilitch Metchnikov qui reçut le prix Nobel en 1908.

C'est la flore qui détermine les réactions immunitaires et suscite une tolérance immunitaire.

Ainsi, comme le dit notre collègue Étienne Ruppé, du laboratoire de bactériologie du CHU Bichat-Claude Bernard : « Notre flore intestinale abrite naturellement plus d'un milliard de bactéries, et si notre tube digestif est sain, il élimine en quelques semaines la plupart des bactéries étrangères[56]. »

Les lactobacilles sont très utilisés pour produire aliments ou boissons fermentées.

– Dans les produits laitiers

Des lactobacilles différents sont utilisés comme compléments alimentaires pour fabriquer les yaourts et certains fromages, pour coaguler le lait en acidifiant le milieu. On les reconnaît à la petite *pelouse de moisissure blanche* sur les fromages à pâte molle.

– Dans la fabrication du pain

Les microbiotes de la farine de blé et des pâtes à pain sont riches en lactobacilles. Le levain naturel sert à fabriquer le pain au levain obtenu par fermentation spontanée de farine

---

56. Ruppé É. et al., « High rate of acquisition but short duration of carriage of multidrug-resistant Enterobacteriaceae after travel to the tropics », *Journal of infectious disease*, 2015, vol. 61, 4, 593-600.

et d'eau. Son microbiote contient bien sûr un grand nombre de lactobacilles.

– Dans la fabrication du vin

Après la fermentation lactique qui donne l'éthanol à partir des sucres du raisin, il se produit une seconde fermentation dite malo-lactique qui désacidifie le vin et lui donne souplesse et rondeur.

– Dans la choucroute

La choucroute s'obtient par salage et fermentation du chou. Différents lactobacilles interviennent quand l'acidité atteint 1 %, puis à partir de 2 %.

– Dans la fabrication des saucissons secs

À l'intérieur du saucisson, les bactéries consomment les sucres et réduisent les nitrites en nitrates pour donner certains arômes. En surface, levures et moisissures protègent le produit.

– Altération des aliments et certaines boissons

Les lactobacilles en hydroxylant des viandes mal conservées, les verdissent. La même action défavorable est observée avec les céréales à la base du whisky ou le jus de pomme et même le cidre.

Distinguons prébiotiques et probiotiques.

– Les prébiotiques sont, concrètement, les enveloppes ou fibres des fruits et légumes quand ils sont comestibles, frais ou légèrement cuits (*al dente*). Ils sont constitués de sucres complexes de 2 à 20 molécules de sucre, appelés *fructo-oligosaccharides* (FOS ou Fructane) ou *polysaccharides*. Étant constitués de molécules complexes, ils ne sont que partiellement digérés, tant dans le palais de saveurs que dans l'estomac.

Ils deviennent ainsi des molécules dont vont « se régaler » les bactéries intestinales qui vont les couper en petits morceaux (hydrolyse), et permettre la fermentation à l'origine de nouvelles molécules dont les gaz.

Les prébiotiques sont la meilleure nourriture des bactéries intestinales présentes surtout – comme nous l'avons vu – dans les colons. Ces bactéries sont nécessaires à un microbiote, une flore intestinale en équilibre utile à notre santé.

Les prébiotiques ont donc un rôle nutritionnel : ils favorisent l'absorption dans le colon des minéraux surtout du calcium et du magnésium ; détruisent les lipides alimentaires en excès et on considère même qu'ils contribuent à la prévention des cancers du colon et du rectum.

Ils améliorent la consistance de selles et réduisent les effets délétères de la constipation.

On comprend aisément que les prébiotiques seuls proposés par de nombreux laboratoires de compléments alimentaires sont de peu d'intérêt tout autant chez l'enfant que chez l'adulte.

– Les probiotiques sont des milliers et même des milliards de micro-organismes vivants, d'au moins 500 espèces différentes, bactéries ou levures qui sont de plus en plus ajoutés comme compléments à des produits alimentaires, yaourts et céréales à l'origine d'un marché colossal. L'OMS les définit ainsi : « Micro-organismes vivants qui, lorsqu'ils sont ingérés en quantité suffisante, exercent des effets positifs sur la santé, au-delà des effets nutritionnels traditionnels. »

L'intérieur de l'intestin tire jusqu'à 60 à 70 % de son énergie de l'activité bactérienne. C'est la flore intestinale qui est le garant du fonctionnement normal du système digestif.

Comme le dit un de mes collègues australiens, Thomas Borody, gastro-entérologue au Centre d'étude des maladies digestives de Five Dock, « le caca est un zoo ; une ménagerie de quelque 25 000 sous-espèces de bactéries qui se nourrissent des matières qui passent à travers notre système digestif[57] ».

En thérapie, les bactéries intestinales sont évidemment utiles à apporter à un patient lorsqu'il ne les a pas formées lui-même par une alimentation saine. Elles ne comblent alors pas seulement des besoins alimentaires : elles favorisent les défenses immunitaires. Les cures de probiotiques sont d'au moins dix jours par mois.

Pour être efficaces, il faut que les probiotiques arrivent vivants dans les colons et en nombre suffisant, ce qui implique qu'ils ne soient pas détruits plus haut dans le tube digestif. Ils doivent donc résister à l'acidité de l'estomac (1 litre/jour) et à l'alcalinité (1 litre/jour) du liquide pancréatique. Au niveau intestinal, ils augmentent la production d'un mucus protecteur et d'immunoglobuline A, qui empêchent l'adhésion de mauvaises molécules aux cellules intestinales et surtout les coliques.

Les probiotiques agissent en modulant le système immunitaire intestinal, le renforcent surtout, en particulier chez l'enfant et la personne âgée.

Évidemment, les firmes pharmaceutiques et industries agro-alimentaires ont essayé de pousser la consommation de leurs produits manufacturés avec des allégations « nutrition-santé » que l'Assurance maladie pourrait prendre en charge.

L'exemple de Danone est typique : la demande non acceptée auprès de l'Agence européenne de sécurité alimentaire (EFSA) d'inscrire « bienfaits pour la santé » sur 2 produits qui n'ont

57. Borody T, Warren E, Leis S, Surace R, Ashman O, « Treatment of ulcerative colitis using fecal bacteriotherapy », *J Clin Gastroenterol*, vol. 37, n° 1, 2003, p. 42-7.

aucun intérêt pour la santé, *Activia* et *Actimel,* mais qui ont beaucoup de saveurs pour rendre le consommateur addict.

Le vieillissement du système immunitaire[58] ou immuno-sénescence

Les personnes âgées de plus de 65 ans sont de plus en plus nombreuses dans notre pays. Les autorités sanitaires leur proposent la vaccination contre la grippe, mais contre un virus qui n'est pas celui de l'année en cours.

On considère en effet que l'âge avancé est responsable par principe d'une dépression immunitaire : les lymphocytes T sont moins performants. Au lieu d'expliquer comment entretenir et stimuler les défenses immunitaires et améliorer les conditions d'hygiène personnelle et publique, on préfère vacciner à tour de bras. Tous les pensionnaires des maisons de retraite y passent – un vrai marché – et les vaccinations sont parfois élargies à la coqueluche, au zona et même à d'autres maladies de l'enfance.

Le vieillissement des lymphocytes et des réactions immunitaires

En vieillissant, le corps fabriquerait moins de cellules réceptrices d'antigènes, moins de lymphocytes B de la moelle osseuse. On observe également une moindre réactivité et coopération des lymphocytes B et T. La production des cytokines pro-inflammatoires augmenterait, d'où une dérégulation des systèmes de défense adaptative. Évidemment, le

58. Cf. Pr Joyeux H., Vialard D., *Tout savoir pour éviter Alzheimer et Parkinson,* Le Rocher, 2015.

thymus vieillissant ne fabrique presque plus de lymphocytes T, d'où la diminution des lymphocytes T4 et T8.

Le *répertoire immunologique* des lymphocytes s'épuise doucement.

Le système immunitaire a tendance à réagir contre le premier type de virus qu'il a rencontré dont il a gardé mémoire. Il est évidemment perturbé par l'apparition de virus de la même famille mais qui ne sont pas strictement les mêmes.

Ainsi, comme le précise le rapport de 2014 du Haut Conseil de santé publique sur le thème « Grippe saisonnière – Vaccination des personnes âgées et vaccination des personnels soignants » : « face à toute infection naturelle ou vaccination, la réponse immune est diminuée avec l'âge avec une moindre capacité des cellules T à contrôler l'infection[59] ».

N'oublions pas, à propos des vaccins que « les réponses vaccinales sont liées aux ressources en cellules lymphocytaires B et T », d'où la conclusion à laquelle on pouvait s'attendre des larges études de Cochrane[60] sur une période 1966 à 2006 :

« La politique de vaccination contre la grippe des personnes âgées a été mise en place sans qu'il existe d'éléments scientifiques robustes démontrant l'efficacité des vaccins grippaux dans ce groupe de population. »

Pourtant l'Assurance maladie, dont le déficit est abyssal, n'est pas à une aberration près.

---

59. Lee J.-B., Oelke M., Ramachandra L., Canaday D.-H., Schneck J.-P., « Decline of influenza specific CD8+ T cell repertoire in healthy geriatric donors », *Immunity & Ageing*, 2011 ; 8: 6.

60. Selon Wikipedia, « organisation à but non lucratif indépendante qui regroupe plus de 28 000 volontaires dans plus de 100 pays. Cette collaboration s'est formée à la suite d'un besoin d'organiser de manière systématique les informations concernant la recherche médicale ». Elle publie de nombreuses méta-analyses à partir de publications internationales dont certaines ne sont pas, pour les auteurs, sans conflits d'intérêts.

Elle précise : « Le vaccin contre la grippe saisonnière est pris en charge à 100 % pour les populations à risque pour lesquelles la vaccination contre la grippe est recommandée (femmes enceintes, personnes âgées de 65 ans et plus, personnes atteintes de certaines affections de longue durée, etc.) et qui reçoivent chaque année une invitation de l'Assurance maladie. »

De plus, la prise en charge de l'injection du vaccin est faite par l'Assurance maladie, dans les conditions habituelles : « Elle est remboursée à 70 % si c'est le médecin qui réalise l'injection lors d'une consultation, ou à 60 % si c'est une infirmière qui réalise l'injection, sur prescription médicale. À noter que l'injection du vaccin peut être prise en charge à 100 % pour les personnes atteintes de certaines affections de longue durée. »

Les déshydratations fréquentes

C'est un des problèmes majeurs des personnes âgées. Les hommes font tout pour ne pas se lever la nuit et les femmes ont peur des fuites. La déshydratation des vieillards a évidemment pour conséquence première une faiblesse de l'immunité qui les rend sensibles, dans les collectivités spécialisées, aux bactéries et virus environnants.

Les problèmes dentaires du fait de mastication insuffisante

La dentition des personnes âgées est souvent déplorable. Ses conséquences sont évidentes en matière d'alimentation, de digestion et d'absorption intestinale. Leur sont proposés des plats beaucoup trop cuits, de nombreux produits laitiers liquides ou semi-liquides aux arômes adaptés, ou des biscuits ou pâtisseries, tous bien sucrés, qui leur rappellent l'enfance, pour leur faire plaisir… Mais la plupart développent secondairement de la porosité intestinale qui perturbe gravement leurs défenses immunitaires.

Les états psychologiques immunodépressifs

Nullement ou mal préparée au vieillissement pour garder toute sa tête et de bonnes conditions physiques, la personne âgée est souvent psychologiquement déprimée, amère, en voyant décliner ses capacités d'antan. Mauvais sommeil, perte de mémoire, anxiété, troubles de l'humeur sont en général traités par des médicaments qui « anesthésient », troublent les mémoires et au total plombent l'immunité. Le sommeil artificiel n'est pas réparateur. Une fois de plus, on traite le symptôme et non le patient dans son ensemble avec les causes de ses troubles.

Le microbiote de la personne âgée

Il est évidemment dépendant de son alimentation. Il est souvent insuffisant ou déséquilibré. C'est pour une de ces raisons que l'industrie agro-alimentaire essaie de trouver des solutions en proposant des produits ciblés pour les personnes âgées. D'autres, plus scientifiques, visent *la restauration personnalisée de la flore intestinale.*

Il s'agit de *transplantation fécale*[61] qui peut être utile en introduisant dans le colon d'un malade gravement atteint au

61. La bactériothérapie fécale ou « greffe fécale » ou « transfusion fécale » ou pour les anglophones « human probiotic infusion » ou HPI, ou « perfusion » probiotique humaine, est utilisée comme traitement dans les cas de MICI (Maladies inflammatoires chroniques

niveau digestif, donc ayant un microbiote pathologique, les matières fécales d'un microbiote normal, venant en général d'une personne génétiquement proche (frère et sœur, proche parent). Elle a été publiée pour la première fois par l'équipe australienne de Thomas Borody[62] à Sydney.

Notre système immunitaire, le meilleur vaccin, à condition que…

Les capacités de nos systèmes de défenses sont très bien conçues, parfaitement adaptées à un environnement qui peut être dangereux.

Le meilleur vaccin du nourrisson est l'allaitement maternel.

Pourquoi aucune étude n'a-t-elle été conduite pour démontrer son effet vaccinal au moins les six premiers mois, et quand la mère est en bonne santé ?

Pourquoi les autorités politiques et de santé ne favorisent-elles pas l'allaitement maternel, la meilleure protection santé du bébé ?

L'OMS prône l'allaitement maternel intégral au moins six mois, et un an de plus partiellement le matin avant de partir au travail et le soir au retour.

Nous ne vivons pas, ne vivrons jamais dans une bulle stérile.

Nous ne sommes pas faits pour vivre seuls sur une île déserte sans microbes. Les microbes ne sont pas

---

intestinales) résistant aux traitements classiques telles que « colite pseudomembraneuse » due au clostridium difficile, rectocolite ulcéro-hémorragique (RCUH) et même maladie de Crohn.

62. Borody T., Warren E., Leis S., Surace R., Ashman O., « Treatment of ulcerative colitis using fecal bacteriotherapy », *Journal of clinical gastroenterology*, vol. 37, n° 1, 2003, p. 42-7.

systématiquement nos ennemis. Nous en avons même besoin comme nous l'avons vu.

On comprend l'importance de bien entretenir nos systèmes de défenses tout au long de notre vie.

Quatre conditions pour une bonne immunité doivent être rappelées :

1. La meilleure hygiène possible : se laver tout le corps, boire une eau potable contrôlée, se brosser les dents pour éviter les accumulations de germes dans la bouche.

2. Une alimentation de qualité apportant de manière équilibrée et non dégradée les 27 nutriments et les bonnes bactéries (probiotiques) dont notre organisme a besoin pour être en bonne santé, et une bonne hydratation, avec de l'eau principalement et des végétaux frais. Pour l'enfant à sa naissance, c'est le lait de sa mère.

3. Un état respiratoire évitant au maximum les pollutions atmosphériques et les toxiques, principalement le tabac.

4. Des évacuations urinaires pluri-quotidiennes (urines claires), et des évacuations fécales quotidiennes, de selles bien formées et pas trop malodorantes.

Voilà notre meilleur vaccin. Il nous protège d'un très grand nombre de maladies, même si nous sommes au contact de malades plus ou moins contagieux.

IV

Les populations microbiennes

Les micro-organismes sont indispensables à la vie

Ils jouent un rôle dans la structuration des sols et la captation des minéraux à partir des substances de la terre. En plus de leur rôle microbiotique, ils sont capables de fabriquer des vitamines, même si ce sont des quantités insuffisantes par rapport aux besoins.

– **La vitamine C**, en situation de stress, peut réduire à néant les germes pathogènes, en jouant un rôle antioxydant.

– **La vitamine E**, par son action antioxydante, protège la membrane des cellules, renforce les défenses immunitaires, empêche l'agrégation excessive des plaquettes du sang, donc fluidifie le sang.

– **La vitamine K**, fabriquée au niveau du colon droit, aide à la formation des os et est essentielle à la coagulation sanguine en cas d'hémorragie.

– Dans **les vitamines du groupe B, la B1** ou *thiamine*, est facteur essentiel de la transmission de l'influx nerveux ; **la B2**, ou *riboflavine*, pour la croissance (quand elle manque elle est responsable d'hypervascularisation de la cornée) ; **la B3**

ou PP, synthétisée par les bactéries intestinales à partir d'un très important acide aminé essentiel, le *tryptophane* (60 mg pour 1 mg de B3), en son absence c'est la pellagre ; **la B5** ou *acide panthoténique* pour décomposer les sucres complexes, les graisses et les protéines, responsable des « pieds brûlants » et de pertes de cheveux quand elle manque. **La vitamine B6**, ou *pyridoxine*, est nécessaire au système nerveux (sauf chez les patients parkinsoniens traités à la L-Dopa), autant qu'à la formation de l'hémoglobine du sang et des neurotransmetteurs. La **vitamine B9**, ou *acide folique*, est nécessaire pour la fermeture osseuse du tube de la moelle épinière. En son absence, la moelle épinière peut ne pas être recouverte et donc rester ouverte en arrière dans le bas du dos, responsable de *spina bifida*[63]. **La vitamine B12**, synthétisée exclusivement par les micro-organismes, apportée en plus par l'alimentation provenant des produits animaux, pas des végétaux. Elle est mise en réserve dans le foie, suffisamment pour trois ans de besoins normaux, participant à la fabrication de l'albumine, protéine essentielle à la répartition de l'eau dans l'organisme (les spécialistes parlent de *l'effet Donnan*).

L'attaque par un ou des micro-organismes dangereux ou pathogènes

Les micro-organismes peuvent se reproduire très vite. Un seul individu peut avoir 300 millions de descendants en moins de 24 heures. La vie d'un individu micro-organique dure environ 30 minutes.

63. La protection osseuse des vertèbres dans le dos n'est pas terminée. Elle est divisée, d'où le terme « bifide ». La malformation peut être au niveau des vertèbres dorsales ou cervicales (nuque) mais le plus souvent elle est au niveau des vertèbres lombaires (bas de la colonne vertébrale).

Pathogènes, ils créent une ou des réactions de l'organisme d'autant plus négatives que les défenses immunitaires sont défaillantes.

Si, à l'inverse, les mécanismes de défenses fonctionnent normalement, ils neutralisent l'agent infectieux.

La grande majorité des méningites, par exemple, est d'origine virale. Les patients guérissent spontanément. Seulement 6 % des méningites sont d'origine bactérienne.

La grippe, même en période épidémique, n'atteint que les personnes les plus fragiles.

Les quatre types de microbes

Les bactéries : bacilles ou coques de la taille du micron (1/1 000 mm)

L'agent infectieux peut agir directement, tel le bacille de la coqueluche ou de la tuberculose, ou agir par ses toxines qui sont en général des molécules complexes : *glyco-* ou *lipo-protéines.* C'est le cas de la diphtérie, du tétanos…

Ces toxines peuvent être atténuées. On les nomme *anatoxines* et elles sont utilisées dans un cadre vaccinal.

Les bactéries se reproduisent toutes seules dans des milieux organiques (tissus vivants) ou dans des milieux de culture appropriés.

Les virus et leurs toxines (mille fois plus petits que les bactéries)

Les virus vivent dans des cellules et libèrent des ADN et ARN spécifiques. Le virus squatte donc la cellule où il se reproduit. Il détourne la machinerie cellulaire à son profit.

Le cycle viral n'est pas très long : 4 à 8 heures pour le poliovirus, plus de 40 heures pour les herpèsvirus.

Les papillomavirus, polyovirus, adenovirus et herpèsvirus se multiplient dans le noyau des cellules envahies.

En revanche, les poxvirus de la variole se multiplient seulement dans le cytoplasme des cellules. Ils possèdent donc la plupart des facteurs nécessaires à leur réplication et sont indépendants de la machinerie cellulaire qu'ils perturbent au lieu de s'y adapter.

Les nouveaux virus sortent de la cellule par éclatement ou par bourgeonnement. Une seule cellule peut produire 100 à 1 000 virus.

Les virus fabriquent des toxines qui sont de super-antigènes viraux que le système immunitaire devra combattre tant bien que mal.

Les champignons et les parasites

Le *candida albicans* est une levure, sorte de champignon microscopique, habituellement inoffensive quand elle est en équilibre, c'est-à-dire en nombre dans l'organisme. Cette levure est essentiellement présente dans la microbiotique intestinale.

La présence de *candida* dans les selles n'a pas en soi de signification pathologique. Le développement des *candidas* est lié à un déséquilibre de la flore digestive tel qu'on peut le voir chez les patients diabétiques, immunodéprimés, dénutris…

Le *trichomonas* est un parasite (protozoaire[64]) qui s'implante sur les muqueuses digestives, et qui peut être responsable de trichomonase intestinale (colite chronique) ou urogénitale. Sa transmission est surtout vénérienne.

Les réservoirs (ou sanctuaires) à microbes

Chez l'humain, on distingue les réservoirs physiologiques, normalement présents sur la peau, dans le tube digestif (énorme réservoir), la filière génitale, la sphère ORL, mais aussi la salive, les expectorations et, quand il y a maladie, le sang, les urines, le sperme ou les crachats.

Il y a aussi les porteurs sains de bactéries ou bacilles (diphtérique) ou de virus de l'hépatite B ou C et du virus (VIH) du SIDA – résistants ou immunisés, vaccinés ou non – qui, même s'ils ne sont pas malades, restent contagieux.

Les scientifiques parlent aussi de « sanctuaires viraux », le virus du SIDA se sanctuarisant dans un ganglion lymphatique[65], celui du zona (herpèsvirus) dans un ganglion nerveux. Le virus est donc présent, mais silencieux…

Ainsi, « le génome viral, qui contient l'information requise pour fabriquer de nouvelles particules virales, est hébergé dans des cellules qui constitueront un réservoir viral pendant toute la vie de l'hôte ».

Chez l'animal, ce sont les réservoirs dangereux pour l'homme qu'il faut prendre en considération : virus de la rage pour le renard et le chien ; plasmodium du paludisme pour

64. *Protozoa*, du grec ancien *proto-* « premier » et du suffixe *-zoa* « animal ».
65. Le virus est prêt à sortir de son « sanctuaire » soit suite à une chute de l'observance thérapeutique, soit du fait d'une rechute de l'immunodépression.

les moustiques; leptospires pour les rats; maladie de Lyme transmise par les tiques…

Dans l'environnement, c'est le bacille du tétanos dans la terre, le vibrion du choléra ou le virus de l'hépatite A dans les eaux souillées… On conçoit l'importance de l'hygiène personnelle et publique.

Les transmetteurs et la contagiosité

Albert Camus, dans *La Peste*, décrit parfaitement la contagiosité : « Les formes pulmonaires de l'infection qui s'étaient déjà manifestées se multipliaient maintenant aux quatre coins de la ville, comme si le vent allumait et activait des incendies dans les poitrines (…). La contagiosité risquait maintenant d'être plus grande, avec cette nouvelle forme de l'épidémie. » Le mot provient de « contage », correspondant au potentiel de transmission d'une maladie d'un individu à l'autre.

Les contacts humains sont à l'origine de nombreuses maladies contagieuses. La personne atteinte, porteur sain ou malade, transmet la maladie à celui qui est fragilisé immunologiquement. La transmission peut être directe par la peau, l'intimité sexuelle, les éternuements, les déchets… Nous les détaillons pour chacune des maladies bactériennes ou virales du chapitre suivant.

Cela est aussi vrai des animaux à l'humain.

V

Les 59 maladies microbiennes et leur prévention

Pour chaque maladie nous préciserons sous forme de fiche technique : l'agent responsable et sa source – le mode de contamination, le ou les vecteurs de la contagion – la période d'incubation – la transmission – les principaux signes qu'un parent peut détecter facilement – les complications éventuelles – le ou les vaccins à disposition, leur efficacité et leurs complications éventuelles.

Nous n'envisageons pas les traitements de ces maladies, considérant que c'est à nos confrères généralistes ou spécialistes de s'en charger.

Les 23 maladies dues à des bactéries (par ordre alphabétique)

La même bactérie peut être à l'origine de maladies différentes et sur l'une d'elles – du fait de l'immunodépression – peut se greffer une autre bactérie ou un virus responsable d'une maladie supplémentaire.

La blennorragie[66] ou gonorrhée ou « chaude pisse » ou « chtouille »

Le responsable est une bactérie : le gonocoque.

La transmission se fait par voie génitale, par contact direct avec une personne infectée, par les sécrétions génitales, anales, orales. C'est une infection sexuellement transmissible (IST). Elle est la deuxième cause d'IST après le chlamydia.

L'incubation est de deux à sept jours.

Les signes, surtout chez l'homme, se traduisent par de fortes brûlures en urinant du fait de l'infection du pénis par la bactérie et un écoulement de pus, blanc ou jaunâtre, au niveau de l'orifice du gland.

Chez les femmes, il n'y a pas beaucoup de signes, seulement des pertes vaginales et quelques irritations lors des mictions.

La maladie peut se compliquer chez l'homme en infectant un ou même les deux testicules (orchi-épididymite), la prostate, et chez les femmes en induisant des infections utérines, des trompes (salpingites) dont la conséquence ultime est la stérilité.

La prévention oriente vers les préservatifs, mais ils sont loin d'être suffisants. La plus sûre est le choix du partenaire, ce que l'Inpes (Institut national de prévention) traduit par : « Ce soir tu risques de coucher avec la blennorragie. »

66. Du grec « blenna- β λ ε ν ν α » qui veut dire « mucus », « morve », qui est émis à l'orifice du pénis et qui n'est autre que du pus gonococcique.

Les chlamydiases humaine ou aviaire (la psittacose) – pas de vaccin

Le responsable de la maladie humaine est la bactérie *chlamydia trachomatis*...

L'incubation est de quatre à vingt-huit jours, souvent plus.

La transmission se fait par la chlamydia, Infection sexuellement transmissible (IST) la plus fréquente en Amérique du Nord et en Europe. Une gonococcie est souvent associée.

Ce sont essentiellement les relations sexuelles orales, anales ou vaginales non protégées, mais aussi l'échange de jouets sexuels. Pendant l'accouchement, la mère infectée peut transmettre l'infection à son enfant.

Les signes de l'IST atteignent surtout des adolescents et jeunes adultes de 15 à 24 ans. C'est une maladie longtemps silencieuse car, dans 50 à 70 % des cas, il n'y a aucun signe. Les signes sont présents surtout chez les femmes : irritations vaginales, puis progressivement infections de l'utérus et des trompes responsables de douleurs pelviennes chroniques, induisant l'infertilité féminine.

Chez l'homme, c'est la prostate qui s'infecte, puis les testicules, risquant de rendre l'homme stérile. Plus rarement, l'infection se propage aux articulations, constituant le syndrome de Fiessinger-Leroy-Reiter[67].

****

67. Il s'agit d'une polyarthrite réactionnelle après une infection du tractus génital ou digestif, souvent associée à une atteinte oculaire (50 %) et des lésions de la peau et des muqueuses (20 %) et, dans 5 % des cas, des lésions viscérales (cœur, système nerveux central). Dans 75 % des cas, les patients sont porteurs du gène HLA-B27.

Le responsable de la maladie aviaire, la psittacose, qui peut se transmettre à l'homme (maladie professionnelle des éleveurs d'oiseaux), est la bactérie *chlamydiophila psittaci*.

Elle atteint les oiseaux, en particulier les pigeons, perruches, perroquets. La maladie est transmissible à l'homme. Elle peut atteindre les voies respiratoires, digestives, urinaires.

L'incubation est de cinq à vingt jours.

La transmission se fait par l'inhalation de poussières infectantes contaminées par des fientes d'oiseaux ou lors de la manipulation d'un oiseau infecté ou de ses plumes ou de ses tissus.

Les signes chez l'homme : d'abord une sorte de grippe qui ne passe pas. Est assez typique l'association de troubles respiratoires – pneumopathie atypique –, une diarrhée plus ou moins abondante, des urines verdâtres, une conjonctivite…

Aucun vaccin n'est proposé aux personnes à risques professionnels.

Le choléra et la diarrhée des voyageurs ETEC (Entéro-Toxique-Eschérichia-Coli) – un vaccin buvable

Le responsable est le *vibrio choleri*.

La transmission est orale, d'origine fécale, par l'eau de boisson et les aliments souillés.

La diffusion est épidémique et peut être endémique.

L'incubation est de deux heures à cinq jours après l'ingestion du vibrion. 75 % des sujets contaminés n'ont pas de symptômes, mais le responsable reste dans les selles une à deux semaines.

Les signes : diarrhée profuse, avec une perte de 10 litres par jour s'il n'y a pas de soin. Le diagnostic est fait par la culture du germe dans les selles.

Le décès est plus fréquent et rapide chez les immunodéprimés, dénutris et porteurs du virus du SIDA.

Le traitement consiste en une réhydratation rapide par voie orale et veineuse.

Un vaccin monovalent existe, le *Dukoral* buvable, à 17,50 €, à prendre 2 mois avant le départ dans les lieux à risques, et efficace pas plus de trois mois, pour adultes et enfants de plus de 6 ans.

Pour l'OMS, la première prévention, ce sont les mesures d'hygiène. Il n'existe pas de vaccin protégeant à long terme.

En mai 2014, une étude publiée dans le NEJM[68] a montré que le vaccin oral contre le choléra, appelé *Sanchol* (1,50 € la dose au lieu de 4,50 € la dose classique), s'est avéré efficace dans plus de 86 % des cas.

En France, 4 à 5 cas par an sont importés, et dans le monde 5 millions de personnes en sont atteintes.

Les statistiques réalisées suite aux épidémies de choléra à Haïti en 2010, au Zimbabwe en 2008 et en Guinée en 2013, ont montré qu'une seule dose de vaccin donne déjà une immunité des individus et des groupes.

****

L'eschérichia-coli-entéro-toxique (ETEC) déclenche une diarrhée profuse, rarement fébrile, dite « tourista » ou « choléra like » qui atteint 30 à 40 % des adultes entrant dans des pays

68. Francisco J. et al., « Use of *Vibrio cholerae* Vaccine in an Outbreak in Guinea », *The New England Journal of Medecine*, 2014 ; 370 : 2111-2120.

où elle est endémique. L'enfant malnutri dans les pays très pauvres peut en mourir.

L'ETEC produit deux toxines, l'une d'entre elles est de caractère semblable à celle du vibrion cholérique. Il faut traiter si la diarrhée persiste plus de quelques jours.

La vaccination contre le choléra agit aussi contre l'ETEC. Évidemment, en plus de la vaccination, il faut éviter la consommation d'eau et d'aliments susceptibles d'être contaminés, et avoir des mesures d'hygiène simples (lavage des mains et désinfection des objets souillés par des selles). Le vaccin oral doit être conservé au réfrigérateur. Aucun aliment ni aucun liquide ne doivent être pris 1 heure avant le vaccin et 1 heure après le vaccin.

L'infection à clostridium difficile – pas de vaccin

Le responsable est la bactérie *clostridium difficile* (« difficile » tellement elle a été difficile à isoler), qui sécrète deux toxines, la A, entérotoxine responsable de porosité intestinale, et la B, cytotoxique tueuse des cellules intestinales.

La transmission se fait par l'intermédiaire des spores du *clostridium difficile* présent dans le sol, dans les hôpitaux (à l'origine d'infections nosocomiales) et dans les foyers pour personnes âgées. La forme active de la bactérie ne se retrouve qu'au niveau intestinal, résistante à tous les antibiotiques. Ce sont les traitements antibiotiques qui, en éradiquant certains germes, permettent au clostridium de se multiplier et ainsi de créer des troubles digestifs majeurs, sous forme de colite bénigne ou plus grave dite colite pseudomembraneuse qui peut nécessiter une intervention en urgence enlevant tout ou partie du colon.

Il n'existe pas de vaccin. Nous avons vu plus haut l'intérêt de la greffe microbiotique ou transplantation fécale (cf. p. 67, note 61).

L'infection à *clostridium perfringens* – pas de vaccin

Le responsable est la bactérie *clostridium perfringens type A*. Elle fabrique des nécrotoxines, provoquant des toxi-infections alimentaires avec risques de nécroses digestives et/ou des gangrènes chez l'homme et les animaux.

L'incubation est d'une douzaine d'heures.

La transmission se fait par voie digestive, vaginale ou par des plaies chirurgicales.

La bactérie se développe dans des aliments concentrés en amidon ou en protéines, comme les haricots cuits, les produits de viande, les potages liés et les sauces. Les restes qui ne sont pas refroidis ou réchauffés adéquatement peuvent contenir un grand nombre de bactéries.

Soulignons que la cuisson ordinaire ne détruira pas les spores de *C. perfringens*, car certaines souches peuvent résister au point d'ébullition (100 °C) pendant une heure.

Les signes : on retrouve ce germe dans les appendicites gangréneuses ; autrefois dans les infections suite à des tentatives d'avortement. *Clostridium perfringens* peut être présent dans la flore vaginale de 5 à 20 % des femmes.

La bactérie peut aussi se développer dans les plaies chirurgicales profondes, dévitalisées.

Les toxi-infections alimentaires lors d'un repas contaminé sont généralement bénignes et caractérisées par des douleurs intestinales et diarrhées après une incubation de six à vingt-quatre heures. C'est une diarrhée, douloureuse et très forte dite « en chasse d'eau ». Elle guérit en une douzaine d'heures.

Il n'y a pas de vaccin.

La coqueluche – un vaccin tétravalent efficace sur dix ans

Le responsable est la bactérie *bordetella pertussis.*

La transmission se fait par voie respiratoire surtout la première semaine de la maladie.

La période d'incubation est d'une à trois semaines, en moyenne dix jours.

Les premiers symptômes sont des quintes de toux fréquentes et prolongées (surtout la nuit chez les adolescents et les adultes) qui peuvent se prolonger 3 semaines sans traitement. En fin de quinte, une longue inspiration émet un son aigu (appelé « chant du coq »). Il y a peu de fièvre mais souvent un écoulement nasal.

On peut développer une coqueluche plusieurs fois, malgré la vaccination, car la protection vaccinale s'affaiblit avec le temps, et elle ne dure pas plus de dix ans.

Avant la vaccination, 92 % de la mortalité par coqueluche avait disparu grâce à une meilleure hygiène de vie, et 96 % quand les vaccins monovalents *Vaxicoq* de Mérieux contenant du *Thiomersal*[69] ou tétravalent *Tétracoq* furent utilisés. Ce dernier contient de l'hydroxyde d'aluminium et du formaldéhyde dont nous verrons les caractéristiques parmi les adjuvants et composants des vaccins (cf. p. 206).

69. Pour l'OMS, « composé renfermant du mercure, éthylmercure, utilisé pour prévenir toute prolifération bactérienne et fongique dans certains vaccins en cours de stockage ». Il a été soupçonné d'effets toxiques et rénaux comme le méthylmercure.

Michel Georget rappelle, avec toutes les références, les épidémies de coqueluche « dans des populations bien vaccinées aux États-Unis, au Canada et en Israël ». De plus, en 2007, il fut considéré que le vaccin à cellules entières avait une efficacité de 36 à 48 % !

On comprend que le vaccin ne soit pas obligatoire.

Les vaccins actuels contre la coqueluche contiennent des antigènes immunisants (vaccin dit acellulaire mieux toléré) et sont toujours combinés à d'autres vaccins (notamment diphtérie, tétanos et poliomyélite), c'est le tétravalent. Certains vaccins destinés à l'enfant et à l'adulte contiennent des doses réduites d'antigènes coquelucheux afin d'être mieux tolérés.

Complications du vaccin :

* fièvre à 40 °C qui contre-indique une nouvelle injection, risques de convulsions ;

* cri persistant qui se répète plus de 24 heures ;

* somnolence chez un enfant sur trois ;

* baisse du tonus musculaire dans les 12 heures post-vaccin ;

* affections neurologiques de type encéphalopathies avec le vaccin à germe entier qui est totalement contre-indiqué actuellement.

Beaucoup de pédiatres prescrivent le *Tetravac acellulaire* de Sanofi Pasteur à 14,88 € (remboursé à 65 %) qui vaccine contre DTP (obligatoire) et coqueluche, mais il contient comme adjuvant l'hydroxyde d'aluminium (0,3 mg) et le formaldéhyde comme excipient.

D'autres tétravalents, *Boostrixtetra* de GlaxoSmithKline (GSK) ou *Infanrixtetra* (en difficultés d'approvisionnement), ont la même composition et sont également remboursés à 65 % et coûtent le premier 27,62 € et le deuxième 14,88 €.

Parmi les précautions d'emploi, on peut lire de la part du laboratoire GSK :

« Une syncope (évanouissement) peut survenir après toute vaccination, voire même avant, en particulier chez les adolescents, comme réaction psychogène à l'injection avec une aiguille. Ceci peut s'accompagner de plusieurs signes neurologiques comme un trouble transitoire de la vision, des paresthésies et des mouvements tonico-cloniques des membres durant la phase de récupération. Il est important que des mesures soient mises en place afin d'éviter des blessures en cas d'évanouissement. »

Le « voire même avant » des précautions d'emploi est une belle façon de faire croire que le vaccin n'est pour rien dans les troubles.

Nous demandons le retour au vaccin trivalent sans aluminium et sans thiomersal, en ajoutant éventuellement la valence coqueluche que savent parfaitement fabriquer les laboratoires Mérieux.

En attendant, rien ne vaut le lait maternel, comme nous le verrons plus loin (cf. p. 237).

La diphtérie[70] – vaccination obligatoire contre tétanos et polio, le vaccin trivalent DTP sans adjuvant en attente

Le responsable est le bacille *corynebacterium diphtheriae* qui produit la toxine diphtérique neurotoxique pour les nerfs des muscles diaphragmatiques nécessaires à la respiration… Le

70. *Diphtéria* signifie « membrane ».

bacille est stocké dans la gorge et agit par sa toxine. La toxine atténuée est l'anatoxine.

La transmission ne se fait pas d'homme à homme, mais par l'ingestion de lait cru ou par contact avec des animaux de compagnie qui ne développent pas la maladie.

L'incubation est de deux à cinq jours.

Les premiers signes sont : l'infection des voies respiratoires commence par l'angine, la fièvre et les maux de tête. Les amygdales se recouvrent de fausses membranes blanchâtres et d'ulcérations.

Les cas observés peuvent se rencontrer chez des sujets insuffisamment vaccinés. Il n'est pas certain que la vaccination, bien qu'obligatoire, soit responsable de la quasi-disparition de la diphtérie. Beaucoup de doutes existent, très bien présentés dans le livre de Michel Georget, *Vaccinations – Les vérités indésirables* (Dangles, 2007).

Cependant, pour les autorités de santé, le vaccin (mis au point par Ramon[71] en 1923) est efficace, obligatoire depuis 1938, composé de la toxine diphtérique purifiée et inactivée :

– pour les enfants à 2, 3 et 4 mois, avec un premier rappel à 18 mois et les autres rappels à 11-13 ans et 16-18 ans ;

– les professionnels de santé avec rappel tous les dix ans.

La vaccination ne confère qu'une protection limitée dans le temps, elle diminue avec l'âge. D'où un rappel proposé après l'âge de 15 ans tous les dix ans.

71. Gaston Ramon (1886-1963).

L'impétigo[72] – pas de vaccin

Le responsable est un staphylocoque doré et/ou un streptocoque qui infectent la peau.

La transmission se fait par contact avec les lésions. L'impétigo se propage par contact entre personnes (toucher, baisers), par le linge ou par auto-contamination. La contagion peut se faire, pour les enfants de 2 à 5 ans, dans les crèches et en milieu scolaire sous forme de petites épidémies.

Les signes sont ceux-ci : la peau prend une forme bulleuse (la plus contagieuse) ou croûteuse plus fréquemment. Les vésicules se transforment rapidement en pustules contenant du pus. Les pustules se rompent facilement et prennent alors un aspect croûteux. Les croûtes sont entourées d'un pourtour rouge, inflammatoire.

Il se développe surtout autour des orifices (narines, bouche, anus), mais peut s'étendre au cuir chevelu et au reste du corps par grattage excessif. Curieusement, l'enfant n'est pas fébrile.

Pas de vaccin particulier contre les germes en cause.

Les infections à *haemophilus influenzae* de type b

Le responsable est la bactérie *haemophilus influenzae* de type b autrefois nommée bacille de Pfeiffer, responsable d'une infection invasive.

L'incubation est de deux à quatre jours.

La transmission : la bactérie est présente dans la zone ORL (nez, gorge, oreilles) et les voies respiratoires supérieures, qui se transmettent par les gouttelettes des sujets infectés.

72. Du latin *impetere* qui signifie « attaquer ».

Elle peut atteindre le liquide céphalo-rachidien à l'origine de méningites bactériennes chez l'enfant avant 2 ans.

Les signes sont surtout neurologiques avec syndrome méningé – maux de tête, nuque raide et douloureuse, nausées et vomissements (50 % des cas chez des adultes immunodéprimés, sidéens et enfants), respiratoires dans 30 % des cas pouvant aller jusqu'à la pneumonie avec état septicémique (2 %). Dans 8 % des cas, il s'agit d'une arthrite, dans 2 % d'une atteinte osseuse (ostéomyélite). Dans 3 % des cas, l'enfant n'a aucun signe.

Le vaccin peut être monovalent uniquement contre cette bactérie – *Act Hib* de Sanofi Pasteur – ou associé avec d'autres vaccins, il est présent dans les hexavalents.

La lèpre ou maladie de hansen – le BCG efficace ?

Le responsable est le *mycobactérium leprae*, bactérie proche de la mycobactérie de la tuberculose. Elle attaque les nerfs périphériques, la peau et les muqueuses sources de graves infirmités chroniques. Elle est endémique en Asie, mais peu contagieuse.

La période d'incubation est longue, de cinq ans en moyenne, mais parfois les signes apparaissent à la vingtième année.

La transmission se fait d'homme à homme par contact assez prolongé. Si le système immunitaire est bon, la transmission est très faible. Des règles d'hygiène sont évidemment essentielles si on est au contact de patients atteints par la maladie. Les signes : ce sont des lésions cutanées qui perdent leur sensibilité (1 à 5 ou plus) et nerveuses qui progressent et deviennent permanentes, au niveau des membres et même des yeux.

La vaccination n'est toujours pas au point.

Il existerait une certaine immunité croisée entre la tuberculose et la lèpre.

Dans les pays où la tuberculose existait fortement et a disparu, la lèpre aussi à disparu.

Le BCG, vaccin contre la tuberculose, aurait une efficacité protectrice vis-à-vis de *mycobacterium leprae*. La vaccination faite avant l'âge de 15 ans, et la revaccination amélioreraient cette prévention.

Les leptospiroses – pas de vaccin sauf pour les chiens !

Le responsable est la bactérie *leptospira interrogans* se développant dans les eaux douces souillées, les sols boueux. La bactérie pénètre principalement par la peau blessée ayant une plaie ou par les muqueuses.

La transmission se fait par les réservoirs de la bactérie que sont les rongeurs, surtout les rats et ragondins qui ont la bactérie dans les urines. Il y a aussi les insectivores et des animaux tels les bovins, les chevaux ou les porcs, dont l'infection est fréquente, mais aussi des animaux de compagnie comme les chiens, ceux surtout qui ont l'habitude d'aller patauger dans les marécages.

L'incubation est de quatre à quatorze jours. La saison où la maladie est la plus fréquente est la fin de l'été et l'automne du fait de la chaleur et des pluies.

Les signes : un état grippal au début assez banal, puis une possible atteinte multi-viscérale avec atteinte du foie (jaunisse), hémorragie vésicale avec insuffisance rénale, atteinte neurologique faite de convulsions et même coma. La convalescence est longue.

La maladie est le plus souvent bénigne, mais peut mal évoluer dans 5 à 20 % des cas, y compris jusqu'au décès.

Un vaccin bivalent pour 2 sérotypes de leptospires pour les chiens – *Leptodog* du laboratoire Mérial à 55 € – est très largement utilisé en médecine vétérinaire. Il immunise sur une année, est indiqué surtout pour les chiens qui se baignent un peu partout. Il immunise contre *leptospira canicola* inactivé et *leptospira icterohaemorrhagiae* inactivé.

Il existe aussi un vaccin recommandé, le *Spirolept*, vaccin inactivé (avec pour adjuvant le thiomersal) pour les personnes professionnellement exposées. Ce vaccin est prescrit par le médecin du travail : égoutiers, agents de voiries et de cimetières, de traitements des eaux usées, agents des espaces verts insalubres ou marécageux. Le vaccin ne protège que contre la *leptospira interrogans* du sérogroupe *icterohaemorrhagiae*. Il n'est pas remboursé. L'immunité est acquise quinze jours après la deuxième injection et dure en moyenne vingt-quatre mois après le premier rappel.

La listériose – un vaccin seulement pour les animaux

Le responsable est la bactérie *listeria*[73] *monocytogenes* transmise à l'homme par voie alimentaire (eau, charcuteries cuites, produits en gelée, foie gras, pâté, rillettes…), mais aussi les produits de la mer (poissons fumés, tarama, coquillages crus…) et certains produits laitiers (lait cru, fromages à pâte molle, à croûte fleurie ou lavée…).

73. Du nom de Joseph Lister, chirurgien anglais (1827-1912), professeur de chirurgie de l'université de Glasgow qui l'a découverte.

La transmission se fait par la mauvaise conservation des aliments : non-respect des dates limites de consommation et des conditions de stockage, surtout température, indiquées par le fabricant sur les emballages.

L'incubation dure trois jours à huit semaines.

Les signes sont, au début, des troubles digestifs avec diarrhée associés à une fièvre jusqu'à des signes nets de méningite.

La fièvre accompagnée de frissons signe le passage de la bactérie dans le sang : c'est la septicémie. Peuvent apparaître des maux de tête, des vomissements, une raideur de la nuque signant la méningite, et même une paralysie faciale avec paralysie des muscles des mouvements des yeux.

Les femmes enceintes doivent éviter de consommer des aliments contaminés.

La listéria peut traverser le placenta et atteindre le nouveau-né, créant donc des signes cutanés avec des risques de détresse respiratoire dès la naissance et des signes neurologiques. Elle atteint surtout les patients immunologiquement fragiles.

Pour prévenir, conserver les aliments à +4 °C au plus. Bien les nettoyer s'ils sont souillés. Se laver les mains après la manipulation de produits crus. Bien laver les légumes et herbes aromatiques avant de les manger ou de les cuisiner. Conserver les restes au réfrigérateur moins de 3 jours, et dans le cas d'aliments à consommer chauds, les réchauffer à une température interne supérieure à +70 °C.

La vaccination utilise un vaccin homologue atténué, mais reste controversée. Elle est utile sur des troupeaux de plus de 100 femelles (ovins, caprins, bovins) où l'apparition de 2 cas d'encéphalite par an n'est pas rare.

La maladie de Lyme[74] – des vaccins à l'étude

Le responsable est le *borrelia burgdorferi*, d'où l'expression « borréliose de Lyme ».

La déclaration est obligatoire aux États-Unis depuis 1981. En France, on estime le nombre de cas de 5 000 à 10 000 par an. Les borrelia toxiques sont transmises aux humains par les tiques infectées au début du printemps ou à l'automne lors des promenades en forêt ou dans les bocages. La moitié des cas est en Alsace et Limousin.

La tique est un acarien qui, en piquant, injecte un produit anesthésique, puis enfonce son rostre dans la peau.

L'incubation est en général de sept à quatorze jours, avec des extrêmes allant d'un à cent quatre-vingts jours.

La transmission mère-enfant *in utero* est possible (sans infection du fœtus), mais il n'y a pas de transmission par l'allaitement maternel.

Chiens et chats peuvent être les réservoirs de borrelia.

Les signes cliniques chez l'humain sont cutanés – l'érythème migrant plus ou moins discret (75 % des cas) –, articulaires ou neurologiques (méningites ou même un syndrome de Guillain-Barré).

Le vaccin utilisé aux États-Unis a été retiré du marché en France après avoir déclenché des milliers de cas incurables. Un nouveau vaccin est à l'étude[75].

---

74. C'est dans la ville de Lyme, dans l'état du Connecticut, qu'elle a été découverte en 1975 grâce à deux mères de famille ayant chacune un enfant atteint de rhumatismes, tandis que se développait une épidémie.

75. Comstedt P., Hanner M., Schüler W., Meinke A., Lundberg U. (2014), « Design and Development of a Novel Vaccine for Protection against Lyme Borreliosis », *Plos One*, 9 (11) novembre 2014.

La meilleure protection est mécanique et se fait par le port de vêtements protecteurs (pantalon long et chemise à manches longues, et chapeau pour les forestiers).

Quand on constate la présence d'une tique sur la peau, il est important de la retirer le plus vite possible avec une pince-crochet fine au plus près possible de la peau. Il faut éviter le contact des doigts avec la tique ou avec ce qu'elle régurgite, car les petites blessures aux doigts ou autour des ongles favorisent la pénétration des germes.

Le traitement est uniquement dans les cas de maladie déclarée avec des antibiotiques spécifiques (cf. la conférence de consensus de 2006 sur le sujet : « Borréliose de Lyme : démarches diagnostiques, thérapeutiques et préventives »). Il existe des produits insecticides contre les tiques. Il s'agit surtout du *Fipronil*[76], molécule n° 1 des antiparasitaires externes des chiens et des chats. Sans danger pour l'homme, il est efficace sur 100 % des puces en 24 heures et des tiques en 48 heures. Pour l'homme, les produits les plus utilisés sont le *Cinq sur Cinq* et le *Mousifluid*, contenant le produit IR35/35, reconnu par l'OMS pour son efficacité sur les 5 types d'insectes piqueurs, mais aussi pour son innocuité, c'est-à-dire l'assurance que le produit n'engendre pas d'effets secondaires chez l'utilisateur.

76. Il appartient à une famille chimique des phénylpyrazoles, substance active de produit phytosanitaire (ou produit phytopharmaceutique, ou pesticide) et d'antiparasitaire vétérinaire. Son usage a dû être régulé *a minima* du fait de sa toxicité pour les abeilles.

Les méningites bactériennes (6 % des méningites) – des vaccins contre pneumocoques, méningocoques et *haemophilus influenzae b*

Les responsables sont au moins au nombre de 5, les 2 premiers responsables de plus de 80 % des cas :

– le pneumocoque nommé *streptococcus pneumoniae* du groupe B (50 % des cas) ;

– les méningocoques nommés *neisseria meningitis* avec 12 sérogroupes dont les 6 plus fréquents sont A, B, C, W135, X et Y responsables d'épidémie ;

– *l'haemophilus influenzae type b* ;

– le streptocoque du groupe B (en particulier *streptococcus agalactiae*) ;

– l'*eschérichia coli* très rarement ;

– la *listéria monocytogenes* très rarement aussi.

La transmission : c'est dans la zone ORL, angines, otites, rhinites, que sont les sources des germes en cause. Les bactéries se développent dans le nez et la gorge où elles peuvent rester plusieurs mois sans provoquer la maladie (c'est ce qu'on appelle le « portage sain »).

L'incubation est de deux à dix jours, en moyenne de quatre jours.

Les méningites bactériennes aiguës sont plus fréquentes chez l'enfant que chez l'adulte.

La consultation ORL est donc absolument indispensable avec tous les prélèvements bactériologiques nécessaires. Chez l'enfant, les incidences étaient, en 2002, beaucoup plus élevées que chez l'adulte : 44/100 000 enfants de moins de 1 an, et 6,9/100 000 chez ceux de 1 à 4 ans.

– **Chez le nourrisson**, on ne sait jamais dans les publications si les enfants infectés sont ou ont été allaités par leur mère et combien de temps. Pourquoi ? Cette donnée est pourtant d'une extrême importance. Le streptocoque du groupe B (en particulier *streptococcus agalactiae*) est la cause d'environ 10 % des cas de méningite en France. Il fait partie de la flore digestive et vaginale normale. Il est responsable d'infections chez le nouveau-né dont le système immunitaire est en formation ou l'adulte immunodéprimé.

« Le tiers de tous les cas dus à *streptococcus agalactiae*[77] s'observe chez les nouveau-nés âgés de 24 à 48 heures, et seulement 8 % des cas surviennent chez des bébés âgés de plus de 2 jours… Les femmes immunodéprimées hébergent fréquemment cette bactérie sur les parois du vagin (sans aucun symptôme) et il arrive que les nouveau-nés soient contaminés lors de l'accouchement. Pour cette raison, il est recommandé aux femmes enceintes de réaliser un frottis vaginal en fin de grossesse, afin de dépister la présence de cette bactérie et de mettre en œuvre, si nécessaire, un traitement antibiotique adapté avant et pendant l'accouchement[78]. »

Soulignons que l'application vaginale de *chlorhexidine*[79] dès le premier trimestre de la grossesse ou au cours de

77. Le *streptoccocus agalactiae* (SGB), streptocoque du groupe B, est une bactérie commune du tractus gastro-intestinal et génital. Elle est rarement responsable d'infections chez l'adulte sain, mais peut être responsable d'infections sévères chez le nouveau-né (1 à 2 %), telles que pneumonie, septicémie et méningite. C'est la première cause d'infections materno-fœtales (IMF). Elle représente 60 % des IMF, d'où une antibioprophylaxie systématique qui est certainement abusive chez toutes les mères qui ont une flore vaginale normale et sont en bonne santé. N'oublions pas que le premier contact du nouveau-né avec l'environnement, c'est la flore vaginale maternelle.

78. Koenig, J. M., Keenan, W. J., « Group B streptococcus and early-onset sepsis in the era of maternal prophylaxis », *Pediatric Clinics of North America*, juin 2009, 56(3), 689-708.

79. Antiseptique à large spectre d'action. Elle tue les bactéries, agissant sur les germes Gram + et, à un moindre degré, Gram. Elle possède également une activité fongicide, car

l'accouchement a permis de réduire le nombre d'enfants colonisés par le streptocoque B.

– **Chez l'enfant**, des prédispositions existent : un manque de rate (asplénie) à la naissance qui est rarissime ou dû à une intervention chirurgicale, les maladies du sang. L'existence de maladies chroniques ou de maladies immunitaires augmente les facteurs de risques.

Les signes d'alerte chez l'enfant : enfant grognon et ayant des taches rouges purpuriques[80] sur le corps – taches rouge-violacé sur la peau qui ne disparaissent pas à la pression – très spécifiques au méningocoque B. On parle de *purpura fulminans* qui est une urgence médicale.

Lorsqu'un enfant présente une forte fièvre, il est indispensable de le déshabiller complètement pour rechercher d'éventuels signes de *purpura fulminans*.

– **Chez l'adulte**, les prédispositions sont la splénectomie, le diabète, l'éthylisme chronique, les cancers, les cirrhoses, les maladies de sang, le SIDA.

Les signes d'alerte chez l'adulte sont faciles à identifier. C'est le classique « syndrome méningé » qui associe : forte fièvre, sensibilité exacerbée à la lumière, raideur de la nuque, violents maux de tête, nausées et vomissements.

Face à ces symptômes, l'hospitalisation en urgence est nécessaire.

– **Chez les voyageurs**, la vaccination est essentielle pour ceux qui se rendent dans une zone d'endémie (en particulier « la ceinture méningitique » de l'Afrique[81] ou dans toute

elle tue les champignons, tel le *candida albicans*.

80. Taches rouges qui ne disparaissent pas à la pression.

81. En juillet 2015, les autorités de santé ont stimulé les fabricants de vaccins pour augmenter de 5 millions de doses la production du vaccin contre la méningite C, en prévision de la saison de la méningite en Afrique, en janvier 2016, qui s'annonce virulente. « Pendant les 6 premiers mois de 2015, 12 000 cas de méningite C, dont 800 décès, ont

autre zone où sévit une épidémie). Les personnes parties sous les tropiques, en particulier vers l'Asie (une sur cinq), s'ils développent des infections, résistent souvent aux traitements antibiotiques classiques. Ce sont des entérobactéries multirésistantes qu'ils ingèrent dans l'eau et les aliments.

Comme le précise Étienne Ruppé[82] dans sa passionnante publication *Il faut absolument éviter la prise d'antibiotiques en voyage*, les meilleurs moyens sont de l'ordre de l'hygiène : toilettes et boissons (lavage des mains, eau en bouteille, aliments bien cuits).

Les vaccins

– *Les vaccinations contre les pneumocoques responsables de méningites*

Nous disposons d'un vaccin anti-pneumococcique heptavalent, qui serait efficace contre 13 types ou valences de pneumocoque, le *Prevenar13*[83] recommandé à partir de 2 mois chez tout enfant de moins de 2 ans.

Cela est vrai mais reste discutable pour les enfants en bonne santé :

* à partir de l'âge de 2 ans, si l'enfant est bien allaité et longuement par sa mère et s'il n'y a pas d'épidémie autour de lui, a-t-il vraiment besoin d'être vacciné ?

* pour les enfants non allaités nous recommandons évidemment la vaccination, surtout s'il y a, à proximité de l'enfant, des épisodes d'infections épidémiques au pneumocoque.

été recensés au Niger et au Nigéria », selon le Dr Myriam Henkens, de Médecins sans frontière (MSF), qui estime que la situation devrait s'aggraver l'année prochaine.

82. Ruppé É., « High Rate of Acquisition but Short Duration of Carriage of Multidrug-Resistant Enterobacteriaceae After Travel to the Tropics », *Clinical Infectious Diseases*, 22 avril 2015.

83. Fabriqué par Pfizer.

Les complications du *Prevenar*: sont reconnues comme telles des convulsions, avec ou sans fièvre et des épisodes d'hypotonie-hyporéactivité, surtout si on injecte en même temps *Prevenar 13 et Infanrix hexa* par rapport à l'administration de *Prevenar 13* seul. Il contient 0,25 mg de phosphate d'aluminium. Son prix est de 56,72 €.

– Les vaccinations contre les méningocoques A, C, Y, W135 sont nombreuses

Il faut savoir discerner et se méfier des nombreux excès des laboratoires qui « formatent » les médecins pédiatres en les culpabilisant s'ils ne font pas vacciner, ce que ces derniers retransmettent aux familles. Les vaccinations représentent 20 % du chiffre d'affaires des pédiatres.

Contre les méningocoques A et C, un vaccin existe et aussi un autre contre les méningocoques A-C-Y-W135.

La vaccination systématique avec une seule dose de vaccin méningococcique C conjugué est recommandée pour tous les nourrissons âgés de 12 à 24 mois qui seraient en mauvaise santé.

– Les vaccinations contre le méningocoque B

Le vaccin existe depuis 2013, disposant d'une autorisation de mise sur le marché (AMM) en France mais pas en Angleterre. Fabriqué par Novartis, il se nomme *Bexsero* et est proposé dès l'âge de 2 mois avec rappel un an plus tard. Son coût est de 88,43 €, remboursé à 65 % par l'Assurance maladie face aux vraies indications. Sa fiabilité reste contestée, d'où les refus d'AMM des Anglais.

Au total, 2 vaccins contre le méningocoque B : le *Trumenba* de Pfizer et le *Bexsero* de Novartis auraient démontré leur efficacité, le premier aux États-Unis, le deuxième en Europe.

– Les vaccinations chez l'enfant et l'adulte selon les épidémies

Il faut rappeler que « c'est aussi important en cas de résidence ou de séjour en contact étroit avec les populations locales atteintes par l'épidémie, que pour les personnes se rendant dans ces zones pour y exercer une activité de santé ».

Les vaccins recommandés dans ces circonstances sont :

* si l'épidémie est due au méningocoque A, pour les personnes âgées de 6 mois et plus, avec le vaccin méningococcique A + C ;

* si l'épidémie est due au méningocoque C, à partir de 2 mois, avec le vaccin méningococcique C conjugué ;

* si l'épidémie est due au méningocoque des sérogroupes W135 ou Y :

• pour les enfants âgés de 2 à 10 ans, avec le vaccin tétravalent A-C-Y-W135 ;

• pour les enfants âgés de 11 ans et plus, avec le vaccin tétravalent A-C-Y-W135 (*Menomune* ou *Mencevax* au coût de 45 €).

Depuis 1988, l'Arabie saoudite exige que les pèlerins se rendant à La Mecque soient tous vaccinés avec le tétravalent A, C, Y, W135.

Les réactions indésirables à ces vaccins au niveau local et général les plus fréquentes sont, dans les sept jours suivant la vaccination : une douleur au site d'injection (< 40 %) et des céphalées (30 %).

Un grave incident sanitaire avec Méningitec *(Centre spécialités pharmaceutiques – CSP) :*

En août 2015, on apprenait que des complications graves sont apparues entre avril et décembre 2014 chez des enfants vaccinés avec *Méningitec* spécifique de la méningite C. Prescrit par ordonnance, remboursé à 65 %, son prix est de 22,73 €. Il contient comme adjuvant du phosphate d'aluminium et l'anatoxine diphtérique.

« Quarante familles assignent devant le tribunal de grande instance de Clermont-Ferrand le laboratoire pharmaceutique CSP (Centre spécialités pharmaceutiques). Elles relient la survenue de symptômes inhabituels chez leurs nourrissons à la vaccination par des lots défectueux de Meningitec... Plusieurs lots de ce vaccin avaient été l'objet d'un retrait à titre de précaution après que le laboratoire eut informé l'Agence nationale de sécurité du médicament (ANSM) de la contamination de 21 lots par des particules d'oxyde de fer et d'acier oxydé. » C'est le caractère tardif de l'alerte qui est très choquant pour les familles : six mois entre la mise en vente et la demande de retrait des lots contaminés. En plus, certains lots n'ont pas été retirés ! 22 enfants auraient reçu de tels vaccins. Qui est responsable ? Le laboratoire qui doit mettre en place une procédure de rappel des lots, le pharmacien, les autorités ?

Les méningites dues à un champignon (*cryptococcus neoformans, candida albicans)* (moins de 5 % des cas) ne sont observées que chez des personnes ayant un système immunitaire affaibli, telles les immunodéprimées.

Les méningites dues à un parasite microscopique (par exemple, ceux à l'origine de la toxoplasmose ou du paludisme) ou à un ver (ascaris, oxyures...) sont heureusement très rares.

La peste humaine – un vaccin de faible durée d'action

Le responsable est le bacille *yersinia*[84] *pestis*, très contagieux. Maladie de la pauvreté, c'est le rat noir qui la transmet par les puces infectées qui le parasitent. Les rats domestiques en Europe, l'écureuil, peuvent être le réservoir du germe. Les rongeurs sauvages sont aussi réservoirs de la maladie. Ce germe est résistant. Il reste virulent plusieurs jours dans un organisme en putréfaction. Les rongeurs meurent d'abord en grand nombre[85]. La puce infectée, après morsure, libère le germe au point d'inoculation. L'ensemble des organes peut être atteint. Le bacille se multiplie dans les globules blancs et libère une toxine qui les détruit. C'est la peste septicémique.

La peste peut se transmettre par des gouttelettes infectées, par voie respiratoire, qui peuvent déclencher une pneumonie fulminante dès le début de la maladie.

L'incubation est de quatre à cinq jours, puis brutalement les symptômes apparaissent.

Les signes conjuguent avec une forte fièvre : frissons, vertiges, déshydratation, grand malaise, nausées et vomissements, et mort en moins d'une semaine.

Dès le deuxième jour, une pustule apparaît qui se développe vers le système lymphatique de la région. Les ganglions suppurent, c'est le « bubon[86] » au niveau de l'aisselle ou du haut de la cuisse. Des complications respiratoires mortelles sont possibles.

---

84. Découvert par Alexandre Yersin (1863-1943).
85. Un camping du parc naturel de Yosémite en Californie a dû être fermé en août 2015 suite à la découverte de cadavres d'écureuils atteints par la peste. Une petite fille infestée par la peste a pu être heureusement guérie par les antibiotiques.
86. Du grec *boubôn*, « pustule », et du latin *bubo, -onis*, « tumeur ».

Les personnes en bonne santé peuvent développer la maladie, mais vont guérir spontanément (20 à 40 %).

Tous les prélèvements d'un sujet contaminé sont très contagieux, d'où des précautions draconiennes.

Trois professions seraient épargnées : les chevriers et palefreniers, car l'odeur des chèvres et des chevaux repousserait les puces du rat, et les porteurs d'huile, car l'huile repousserait elle aussi les puces. Ce sont les mesures d'hygiène publique qui ont permis de faire disparaître la maladie.

Un vaccin de faible durée d'action est destiné seulement aux personnes exposées à la maladie : militaires, soignants, travailleurs avec des animaux à risques. Il n'est pas disponible au public.

Le centre de contrôle des maladies (CDC) à Atlanta rapporte 11 cas de peste aux États-Unis, dont 3 décès depuis avril 2015, pic anormalement élevé qui était d'ordinaire de 3 cas par an depuis 2001.

Madagascar a déclaré dans le même temps 12 cas de peste pulmonaire dont 8 décès.

Les pneumonies bactériennes ou à champignons – des vaccins mono ou hexavalents

Les 2 bactéries responsables peuvent exister normalement dans les voies respiratoires de « porteurs sains » : le pneumocoque nommé *streptococcus pneumoniae* et *l'haemophilus influenzae type b.*

L'incubation durerait de un à trois jours.

C'est la première cause de décès de l'enfant avant 5 ans. Dans le monde, 935 000 enfants sont morts en 2013, surtout ceux en mauvais état nutritionnel et ayant de mauvaises conditions environnementales (logement surpeuplé et tabagisme parental).

La transmission se fait par voie nasale donc ORL, par la toux et les éternuements, plus rarement par voie sanguine pendant ou peu après la naissance.

Les signes sont évidemment respiratoires, des plus faibles aux plus graves avec insuffisance respiratoire qui peut atteindre les deux poumons et met alors la vie en danger. Dans la pneumonie bactérienne, les alvéoles sont remplies de pus, la respiration est rapide, douloureuse, sifflante si virus en cause, et réduit fortement l'absorption d'oxygène. La fièvre est inconstante. On peut avoir des pertes de conscience, une hypothermie, des convulsions.

Les pneumonies à mycoplasmes atteignent surtout les adolescents avec comme signes de fortes quintes de toux, des frissons et de la fièvre, accompagnés ou non de nausées et de vomissements.

Pour l'OMS, « le système immunitaire d'un enfant peut être affaibli par la malnutrition ou la sous-alimentation, notamment pour les nourrissons qui ne sont pas allaités exclusivement au sein… Une bonne alimentation est essentielle pour augmenter les défenses naturelles d'un enfant, à commencer par l'allaitement exclusif au sein pendant les six premiers mois de la vie. Cette mesure de prévention est également efficace pour réduire la durée de la maladie, si jamais elle survient ». C'est pourquoi remettre l'enfant au sein est alors tout à fait recommandé ! En plus de l'hygiène de vie élémentaire (se laver les mains), les vaccinations contre le pneumocoque, l'*hémophilus influenzae*, la rougeole, la coqueluche, sont les plus efficaces contre la pneumonie, évidemment dans les pays à risques.

Le vaccin contre le pneumocoque est le même que celui utilisé contre la méningite à pneumocoque (cf. p. 98).

Dans les vaccins contre l'*hémophilus influenzae* de type b, on peut choisir :

– le vaccin monovalent *Act-Hib* de Sanofi Pasteur sans adjuvant (prix 17,30 € remboursé à 65 %) ;

– les hexavalents contre 6 maladies (coqueluche-diphtérie *haemophilus influenzae b*-hépatite B-poliomyélite-tétanos) autour de 50 € :

* *Infanrix Hexa* de GSK

* *Hexyon* de Sanofi Pasteur contenant la valence *hémophilus infl. b*. Les 2 fabricants, évidemment dans une concurrence acharnée, s'entendent sur des prix proches.

Pour les rappels, les laboratoires précisent : « Après une primovaccination en 2 doses avec *Hexyon*, une dose de rappel doit être administrée. Après une primovaccination en 3 doses avec *Hexyon*, une dose de rappel doit être administrée. Les doses de rappel doivent être administrées au moins six mois après la dernière dose de primovaccination et conformément aux recommandations officielles. Au minimum, une dose de vaccin *Hib* doit être administrée. »

Les rickettsioses[87] ou fièvre boutonneuse méditerranéenne – pas de vaccin

Les responsables sont des bactéries du genre *rickettsia conorii*.

L'incubation est de six à sept jours pour toutes les tranches d'âge.

87. Howard Taylor Ricketts (1871-1910) est un pathologiste américain.

La transmission se fait, dans le pourtour de la Méditerranée, par l'intermédiaire de la tique du chien, à la fois réservoir et vecteur, mais aussi les poux, les puces, les acariens. C'est une maladie saisonnière, estivale, comme l'activité des tiques.

Les signes commencent par une fièvre avec maux de tête, douleurs musculaires, associées à une éruption et une escarre ou une tache noire unique à l'endroit de la piqûre de tique : au niveau d'une jambe, du cuir chevelu, des aisselles, du pli de l'aine, du scrotum. On parle de fièvre boutonneuse chez 60 à 80 % des malades, qui peut déclencher des lésions pétéchiales[88] diffuses sous forme de rash érythémateux, incluant les paumes et les plantes des pieds.

Des complications sont possibles dans 5 % des cas, neurologiques, pulmonaires et rénales, cardiovasculaires avec nécroses des extrémités, qui peuvent être observées, avec évolution mortelle.

Le vaccin n'existe pas, il faut donc connaître et appliquer des mesures préventives : éviter les contacts avec des chiens abandonnés en zone méditerranéenne, ou porter des habits longs et utiliser des produits antimoustiques/antitiques lors de randonnées en zones rurales[89].

La scarlatine[90] – pas de vaccin

Le responsable est un streptocoque bêta-hémolytique du groupe A, caché dans le nez et la gorge.

---

88. Pétéchies, du latin *pestichiae*, de *pestis* « la peste » parce que la peste s'accompagne souvent de pétéchies.
89. Eperon G. et al., « Rickettsioses d'importation », *Revue médicale suisse*, 2012 ; 978-985.
90. Du latin *scarlatina febris*, « fièvre écarlate ».

La transmission se fait par voie respiratoire. La maladie atteint surtout les enfants entre 5 et 10 ans en hiver.

Avant 2 ans les enfants sont protégés par les anticorps de leur mère transmis pendant la grossesse, via le placenta. À 10 ans, 80 % ont produit des anticorps qui les immunisent toute leur vie contre la maladie.

L'incubation est de deux à cinq jours.

Les signes sont surtout une forte fièvre, avec angine qui peut gêner la déglutition, et une éruption cutanée d'abord sous les aisselles puis aux plis de flexion. La langue est caractéristique, recouverte d'un enduit blanc épais (on dit langue saburrale), puis elle est dépapillée de la périphérie vers le centre et de couleur rouge framboisée au bout de quelques jours.

Il n'existe pas de vaccin contre la scarlatine.

La syphilis ou vérole[91] qui revient avec le SIDA – pas de vaccin

Le responsable est une bactérie, le tréponème pâle, *treponema pallidum.*

Cette IST, la médecine était parvenue à l'éradiquer. Elle reparaît fortement avec le SIDA et sa résistance aux traitements du fait de la déficience immunitaire majeure. En effet, pour que les antibiotiques soient efficaces, il faut que le système immunitaire fonctionne au moins *a minima*.

91. Le mot « syphilis » provient du latin, introduit par l'humaniste italien médecin et poète Girolimo Fracastor (1483-1553). C'est le nom d'un de ses poèmes publié en 1530 où un berger du Nouveau Monde de même nom est atteint de la maladie. Ce nom, *Sipylus* ou *Siphylus*, proviendrait de celui d'un personnage du poème des métamorphoses d'Ovide écrit au premier siècle de notre ère. Le mot « vérole » provient de « variole » et, dès le XVIe siècle, la vérole est devenue synonyme de syphilis, maladie vénérienne par excellence, on peut dire le SIDA d'autrefois.

Officiellement, « la syphilis avait quasiment disparu de France mais elle regagne du terrain depuis les années 2000. Selon les chiffres, plus de 850 cas auraient été diagnostiqués en 2012, alors qu'il n'y en avait eu qu'une trentaine en 2000. Une recrudescence aussi observée dans d'autres pays, notamment aux États-Unis où plus de 16 000 personnes ont été touchées par la maladie entre 2005 et 2013, d'après un rapport des *Centers for Disease Control and Prevention* d'Atlanta ».

L'incubation : un mois ou plus après la contamination.

La transmission se fait au cours des rapports sexuels non protégés (mais le préservatif ne suffit pas), par contact vaginal, anal, bucco-génital, mais aussi par voie sanguine empruntant les vaisseaux du cordon ombilical, traversant le placenta pour atteindre l'enfant.

Les signes : l'atteinte bactérienne évolue en plusieurs stades (syphilis primaire, secondaire, latente et tertiaire).

– *La syphilis primaire* se caractérise par une lésion cutanée au premier point d'impact du tréponème. Il s'agit du « chancre syphilitique » (plaie creuse rosée, unique, non douloureuse et qui n'irrite pas) présent au niveau du pénis, du vagin et/ou de l'anus. Quelques jours plus tard apparaissent des ganglions lymphatiques inguinaux légèrement augmentés de volume.

– *La syphilis secondaire,* un à trois mois après la contamination. C'est surtout un état grippal, avec fièvre, maux de tête, fatigue, douleurs musculaires. L'atteinte peut être au niveau de la tête avec perte de cheveux, inflammation au niveau des yeux. S'associent souvent des éruptions qui n'irritent pas au niveau des muqueuses et de la peau, touchant les paumes de mains et les plantes de pieds.

Non diagnostiquée, non traitée, la maladie continue à évoluer.

– *La syphilis tertiaire* apparaît après une période de latence sans aucun signe, qui peut durer plusieurs années (3 à 15 ans). Les complications apparaissent, touchant de nombreux organes : cœur et vaisseaux, systèmes nerveux, osseux et articulaire. Cinq siècles avant notre ère, Hippocrate décrivait la forme tertiaire de la maladie.

On retrouve des troubles de la mémoire, de la parole, de l'humeur, du comportement, de type euphorie, mégalomanie évoluant vers la démence, telle qu'elle a pu être observée chez le grand philosophe Nietzsche à 56 ans.

La syphilis congénitale est celle qui atteint l'enfant, transmise par sa mère pendant les deux derniers trimestres. Très rapidement, elle peut entraîner la mort du nourrisson (mort fœtale ou enfant mort-né) ou des malformations observées après la naissance. Un million et demi de femmes en étaient atteintes en 2010 dans le monde.

Les signes chez l'enfant, quand il naît vivant, touchent plusieurs organes :

– les dents, avec des incisives supérieures espacées et encochées ;

– les yeux, avec baisse de la vision par inflammation des deux cornées ;

– l'audition, avec surdité plus ou moins complète vers l'âge de 5-6 ans ;

– une inflammation nasale, dite « rhinite destructrice », avec des crevasses qui donnent l'impression de nez en lorgnettes.

Il n'existe ni vaccin ni traitement préventif.

Le tétanos – un vaccin obligatoire avec diphtérie et polio, le vaccin trivalent sans adjuvant en attente

Le responsable, *le clostridium tetani*, produit des spores (formes de vie très résistantes survivant dans des conditions défavorables, chaleur, désinfection) qui, en se reproduisant, libèrent des toxiques pour le système nerveux (neurotoxines : *tétanolysine cardiotoxique* et la *tétanospasmine*).

La bactérie est dans la terre, les objets rouillés, les déchets animaux et 10 à 25 % des selles humaines (donc dans l'intestin d'humains et d'animaux).

L'incubation est de une à deux semaines et dépend de la distance entre la lésion contaminée et le système nerveux.

La transmission se fait par l'intermédiaire d'une plaie où pénètrent des spores qui se reproduisent. Les toxines migrent par voie lymphatique et sanguine et intoxiquent les systèmes nerveux central volontaire et involontaire (dit *sympathique*). 50 % des personnes atteintes guérissent spontanément, mais l'infection n'immunise pas, donc peut se renouveler plusieurs fois.

Il existe 3 formes de la maladie :

– le tétanos généralisé, touchant tout le corps. Cette forme représente 80 % des cas et est la plus grave ;

– le tétanos localisé à un membre ou à un groupe musculaire ;

– le tétanos localisé à la tête (tétanos céphalique par atteinte des nerfs crâniens). Guéri d'un tétanos, on peut refaire la maladie plusieurs fois.

La vaccination est obligatoire en France, d'abord pour les militaires (loi du 14 août 1936), puis pour les enfants de moins de 18 mois depuis la loi du 24 novembre 1940 (article L. 3111-2). Le vaccin est constitué d'une toxine atténuée, dite anatoxine – sérum anti-tétanique – qui serait efficace à 100 %.

Cependant, Michel Georget rapporte des cas de récidives de tétanos chez des sujets ayant des titres élevés d'anticorps antitétaniques.

Pour l'OMS, « si le tétanos a pratiquement disparu des pays dans lesquels l'hygiène et l'alimentation sont adéquates, il demeure un problème de santé publique majeur dans nombre de pays en voie de développement ». Ceux-là ont évidemment besoin plus que jamais du vaccin!

Le tétanos adulte atteint surtout les personnes âgées (âge moyen 75 ans) et immunodéprimées.

Pour éviter les re-vaccination contre le tétanos, avoir des gants de jardiniers propres et se laver les mains systématiquement avant et après le jardinage.

Le tétanos néonatal est surtout observé dans les pays en voie de développement, la contamination se faisant à la section du cordon ombilical. La maladie est tellement gravissime qu'on conseille la vaccination de la mère avant l'accouchement. En effet, les anticorps traversent le placenta, ce qui protégerait l'enfant au mieux.

Chez l'enfant, le vaccin est injecté à partir de 2 mois : de trois doses à un mois d'intervalle avec un premier rappel un an après la troisième injection. Par la suite, les rappels sont recommandés pour la vie entière, selon un intervalle de cinq ans dans l'enfance, puis de vingt ans entre 25 et 65 ans. Par la suite, les rappels tous les dix ans sont recommandés, surtout chez les personnes à risques (professionnels ou jardiniers amateurs).

Les effets secondaires du vaccin dans les 12 à 24 heures suivantes : sensibilité du point d'injection, irritabilité, somnolence, moins d'appétit, fièvre légère.

La toxoplasmose – vaccin en cours de développement

Le responsable est le *toxoplasma gondii*. Son réservoir est dans le tube digestif du chat et des félidés qui est l'hôte définitif du parasite.

L'incubation est de dix à vingt-trois jours. Pour le Centre de médecine tropicale des pays de l'océan Indien (CMTPOI), « depuis les années 1980, la toxoplasmose est devenue un important problème de santé publique dans les régions tropicales à cause de sa fréquence et de sa gravité au cours de l'infection à VIH/SIDA ».

La transmission se fait par consommation de viandes mal cuites, de fromage non pasteurisé, de crudités mal lavées, eau souillée. Elle est redoutée des femmes enceintes en raison des risques qu'elle fait peser sur le fœtus.

Les signes : la maladie est le plus souvent latente. Elle n'est vraiment présente que chez certains sujets non immunisés, les nouveau-nés infectés *in utero* ou les immunodéprimés, en particulier les sidéens.

Pour le CMTPOI, « la toxoplasmose est, en cas d'immunodépression, une infection grave. La toxoplasmose est une infection opportuniste majeure au cours du SIDA. Avant le développement des thérapeutiques antirétrovirales, on estimait que 50 % des sujets VIH positifs étaient amenés à déclarer une toxoplasmose, manifestation inaugurale du SIDA dans 20 % des cas, le plus souvent sous sa forme cérébrale, taux de T4 inférieur à $100/mm^3$ »[92].

La toxoplasmose congénitale atteint les yeux de l'enfant sous la forme d'une *chorio-rétinite* (inflammation de la choroïde

---

92. Aubry, P., « Toxoplasmose », *Cours de médecine tropicale*, 2013.

et de la rétine) qui crée une rougeur de l'œil, une baisse de l'acuité visuelle, l'impression de mouches volantes devant les yeux. Cette maladie est soupçonnée d'avoir des effets insidieux sur le cerveau, car elle serait trois fois plus fréquente chez les schizophrènes ou les patients bipolaires ou ceux atteints de TOC (troubles obsessionnels compulsifs), dont les addictions. La toxoplasmose précéderait les troubles psychiques et serait facteur de risque.

Après contamination, le parasite reste des années dans le système nerveux, le tissu nerveux et les muscles, sans créer de symptômes. C'est le système immunitaire qui le maintient sous forme inactive.

Un vaccin contre la toxoplasmose serait en cours de développement.

La tuberculose – son retour !? – le BCG et un nouveau vaccin en attente

Le responsable est le *bacille de Koch*. Il est réapparu en France surtout à cause du SIDA. Le VIH réduit progressivement et tellement les défenses immunitaires que le bacille de Koch, ne répondant plus aux traitements classiques, devient résistant. Ainsi, la tuberculose *moderne* tue encore chaque année 2 millions de personnes dans le monde.

La grande cause inconnue du grand public : pour l'Institut Pasteur, « l'épidémie du SIDA et l'émergence de bacilles multirésistants aux antibiotiques contribue à aggraver l'impact de la tuberculose considérée par l'Organisation mondiale de la santé comme responsable d'une épidémie mondiale de plus en plus dangereuse et comme une urgence sanitaire au niveau planétaire. L'OMS estime qu'entre 2000 et 2020, près d'un milliard de personnes seront nouvellement infectées et que

200 millions d'entre elles développeront la maladie, dont 35 millions mourront de tuberculose si aucune amélioration n'est apportée dans le contrôle de cette infection ».

La transmission se fait par voie aérienne par l'expectoration des gouttelettes contaminées par la bactérie en suspension dans l'air provenant des malades. Une personne tuberculeuse non traitée peut infecter 10 à 15 personnes par an. Seules 5 à 10 % d'entre elles développeront une tuberculose. Le bacille peut rester « dormant » plusieurs années. Les plus atteints sont les immunodéprimés, en particulier porteurs du virus du SIDA.

Hors SIDA, soulignons que 90 % des personnes infectées par le bacille de la tuberculose ne feront pas la maladie.

Pour l'incubation, il faut distinguer :

– le temps entre l'exposition et l'infection : quatre à douze semaines ;

– le temps entre l'infection et la maladie qui varie de deux mois minimum à cinquante ans. La personne a été en contact avec le bacille et, à l'occasion d'une immunodépression, il va développer la tuberculose.

Le vaccin BCG (**B**acille de **C**almette – 1863-1933 – et **G**uérin – 1872-1961) n'est pas un vaccin pleinement efficace : bien qu'il soit très utile pour prévenir les formes graves de la maladie chez les jeunes enfants (près de 90 % d'efficacité), il ne protège les adultes que dans un cas sur deux.

En 1977, le professeur Marcel Ferru, spécialiste de pédiatrie, publie un livre au titre agressif : *La faillite du BCG !*

Et en 1985, notre collègue pneumologue le professeur Chrétien affirme, à propos du BCG, « qu'il ne peut en aucun cas éliminer l'endémie qui sévit en France ».

En 2007, l'obligation vaccinale par le BCG a disparu et depuis 2010 elle n'est plus imposée aux personnels de santé.

Récemment, les chercheurs ont découvert une vulnérabilité croisée tant à la tuberculose qu'à la candidose. C'est la mutation d'un gène qui rend le corps vulnérable à ces deux infections.

La vaccination par le BCG peut induire, faciliter les infections fungiques donc responsables de candidose cutanéo-muqueuse (peau, bouche et tout le tube digestif, mais aussi zone génitale).

Chez les enfants, faut-il revenir à la « cuti-réaction à la tuberculine » ? Elle permettait, par scarification épidermique ou bague intradermo, de savoir si le sujet avait été en contact avec le bacille tuberculeux ou si la vaccination anti-tuberculeuse (faite avec le bacille Calmette-Guérin BCG) avait provoqué la fabrication d'anticorps. La cuti était négative si le sujet n'avait jamais été en contact avec le bacille de Koch. Elle était positive chez le sujet qui avait été en contact avec le bacille tuberculeux sans faire la maladie ou qui avait déjà subi la vaccination. La lecture de la réaction se faisait au bout de trois jours. Elle était positive, si une papule plus ou moins importante s'était formée au point de scarification. Cela traduisait un état allergique de primo-contact tuberculeux spontané ou prouvait que la vaccination subie l'avait été avec succès.

Les chercheurs travaillent actuellement d'arrache-pied pour mettre au point un nouveau vaccin contre le bacille de Koch, qui soit plus efficace que le BCG.

L'École polytechnique fédérale de Lausanne a reçu, en 2015, 750 000 dollars de la fondation Bill et Melinda Gates pour développer un nouveau vaccin contre la tuberculose. Il s'agit de tester la molécule PBTZ169 qui s'attaquerait à l'enveloppe cellulaire du bacille de Koch. C'est en effet cette membrane qui permet au bacille de résister aux assauts de notre système immunitaire. La molécule pourrait agir aussi contre la lèpre.

La typhoïde[93] ou typhus abdominal – un vaccin monovalent pour 3 à 7 ans modérément efficace, ou bivalent associé au vaccin contre l'hépatite A

Les responsables sont la *salmonella enterica typhi* ou la *paratyphi A, B, C* qui libèrent une endotoxine responsable d'hémorragies et perforations digestives.

La transmission se fait par l'ingestion de viandes peu cuites ou boissons et aliments souillés par des déchets d'une personne infectée, malade ou porteur sain. Ainsi *S. typhi* est transmise par l'ingestion d'eau ou d'aliments contaminés par les matières fécales d'une personne ayant contracté la maladie ou d'un porteur chronique de la bactérie *S. typhi*.

La javellisation de l'eau de boisson a fait quasiment disparaître la maladie des villes. Il y a donc une solution d'hygiène publique.

L'incubation est courte : deux jours.

Les signes sont une fièvre qui grimpe rapidement à 40 °C, des maux de tête et des insomnies pendant huit à quinze jours. Pendant ce temps, les salmonelles se multiplient dans le système immunitaire intestinal, en particulier les ganglions lymphatiques, avant de passer dans le sang. La rate grossit, devient palpable, des saignements de nez sont possibles, associés à des troubles digestifs, diarrhées et forts ballonnements. Le patient entre alors dans un état de stupeur, *tuphos*, qui est un abattement extrême.

Les vaccins contre la typhoïde sont modérément efficaces.

Ils sont indiqués comme prévention de la typhoïde chez l'adulte et l'enfant de plus de 2 ans, en particulier : voyageurs

93. Du grec *tuphos*, « torpeur ».

se rendant en zone d'endémie, migrants, personnels de santé, militaires.

– *Typhim Vi* de Sanofi Pasteur. L'immunité apparaît environ quinze jours à trois semaines après l'injection. Il n'est pas remboursé, son prix est libre. Il ne contient pas d'aluminium mais du formaldéhyde. Son efficacité est sur trois ans.

– *Typherix* de GSK est en rupture de stock.

– *Vivotif* de PaxVax, fabriqué en Suisse par Crucell, administré par voie orale sous forme de 4 capsules gastro-résistantes. La protection vaccinale persiste une année au minimum, et trois ans au moins lors d'un séjour permanent dans des régions où la maladie est fréquente.

– *Vivaxim* de Sanofi Pasteur, vaccin bivalent, contre typhoïde et hépatite A pour les personnes de plus de 16 ans. Il contient de l'hydroxyde d'aluminium pour, selon le fabricant, « accélérer, améliorer et/ou prolonger l'effet protecteur de ce vaccin ».

Les 26 maladies dues à des virus (par ordre alphabétique)

Évidemment toute maladie virale traduit une immunodépression plus ou moins forte. Elle peut de ce fait être à l'origine d'une autre maladie virale, bactérienne ou à champignon ou parasite.

Le chikungunya d'outre-mer et éventuellement en métropole – un vaccin à l'étude

Le responsable est l'alphavirus.

La transmission est liée à un moustique tigre, *aedes albopictus*, principal vecteur du chikungunya (épidémie à La Réunion en 2005) et de la dengue.

Le moustique pique une personne infectée et ainsi transmet le virus à une personne saine. À Montpellier, à l'automne 2014, 11 cas ont été répertoriés. Vingt départements de métropole sont en alerte rouge, principalement au bord de la Méditerranée.

L'incubation est de quatre à sept jours.

Les signes sont : fièvre à plus de 38,5 °C avec syndrome grippal, maux de tête, courbatures, douleurs articulaires des extrémités des membres qui peuvent devenir chroniques.

Pour se protéger du moustique, le mieux est de se badigeonner de citronnelle. Il y aurait un bracelet anti-moustique.

Selon Wikipedia, « les bracelets anti-moustiques appelés bracelet *pikpanou* en créole (créole réunionnais et créole antillais) sont fabriqués le plus souvent à partir de plastique. Certains modèles sont entièrement naturels et sont donc constitués de plastique recyclable ou de raphia tressé et de noix de coco. Ils sont imprégnés de citronnelle, de géranium et d'autres substances naturelles réputées pour leur efficacité contre les moustiques. Ils ne contiennent pas de substance chimique, ce qui représente un intérêt supplémentaire pour l'utilisation chez les enfants. Les huiles essentielles bio sont aussi un atout pour l'efficacité. »

Le vaccin à l'étude est basé sur le virus vaccinal de la rougeole[94].

94. Ramsauer K. et al., « Immunogenicity, safety, and tolerability of a recombinant measles-virus-based chikungunya vaccine : a randomised, double-blind, placebo-controlled, active-comparator, first-in-man trial », *The Lancet Infectious Diseases*, mars 2015.

Les coronavirus du Moyen-Orient ou Mers-Cov et du SRAS (syndrome respiratoire aigu sévère) – pas de vaccin

Au Moyen-Orient

Le responsable est le virus *mers-cov* (*Middle East respiratory syndrome*) qui se propage dans les établissements de soins. Il a été découvert pour la première fois en 2012 en Arabie saoudite et est assez fortement présent dans la péninsule arabique.

Le virus du SRAS (syndrome respiratoire aigu sévère) fait partie de cette famille de virus.

La transmission : on a suspecté que le réservoir viral était des chauves-souris, transmis aux chameaux, mais la transmission serait surtout interhumaine de proximité (soins et intimité).

Les signes : ce virus atteint surtout les personnes immunodéprimées, au niveau digestif (diarrhée), rénal avec la fièvre, la toux et des difficultés respiratoires.

Il est responsable d'infections respiratoires aiguës. L'issue est fatale dans 36 % des cas.

La prévention consiste à porter un masque et une protection oculaire en plus de l'hygiène élémentaire.

Un vaccin serait efficace chez des souris et des singes.

De la Chine au reste du monde : le virus du SRAS, le virus Sars-CoV.

Selon l'Institut Pasteur, « l'épidémie, partie de Chine fin 2002, a éclaté au niveau mondial en 2003 faisant plus de 8 000 cas et près de 800 morts. Grâce à une mobilisation internationale sans précédent, motivée par l'alerte mondiale déclenchée le 12 mars 2003 par l'OMS, l'épidémie a pu être endiguée par des mesures d'isolement et de quarantaine.

De même, l'agent causal du SRAS, un coronavirus inconnu jusqu'alors, a pu être rapidement identifié ».

Le responsable est le virus *Sars-CoV.*

La transmission se fait à partir d'un réservoir animal, « une chauve-souris insectivore. L'hôte intermédiaire qui a permis le passage du virus à l'homme est la civette palmiste masquée, animal sauvage[95] vendu sur les marchés et consommé au sud de la Chine. » La transmission se fait ensuite difficilement par l'air d'homme à homme.

L'incubation est de moins de dix jours.

Les signes sont ceux d'une pneumopathie avec fièvre élevée (>38 °C), toux sèche, essoufflement, difficultés respiratoires, qui peuvent aboutir à 35 % de décès, car il n'y a pas de traitement efficace.

Il n'y a pas de vaccin disponible. Sur les singes (moins sensibles que l'homme) un vaccin semble efficace. Une équipe de l'université de Pennsylvanie, dirigée par le professeur David Weiner, a mis au point un vaccin à ADN qui protège efficacement les singes exposés au virus quatre semaines après la dernière de trois injections. Le vaccin aurait permis la formation d'anticorps potentiellement protecteurs dans le sang de dromadaires suspectés d'être, avec les chauves-souris, la source de la transmission du coronavirus.

Les cytomégalovirus (CMV) – pas de vaccin

Le responsable est le cytomégalovirus qui est relié aux virus de l'herpès. Il n'attaque que les personnes en déficit immunitaire grave : suites opératoires, porteurs du virus du SIDA avec

95. La civette palmiste à masque mesure de 50 à 76 cm de long (tête-corps) pour un poids allant de 3 à 5 kg. La queue mesure de 50 à 64 cm de long et les oreilles 4 à 6 cm environ.

des taux de lymphocytes bas (T4 inférieur à 50) et charges virales supérieures à 100 000 copies par ml de sang.

La transmission se fait par contact avec des sécrétions contenant le virus : salive, rapport sexuel ou dépôt sur les mains de gouttelettes contaminées (salive, éternuement, urine, larmes…). La personne est contagieuse pendant plusieurs jours à plusieurs semaines.

L'incubation est d'environ trente jours.

Chez 90 % des personnes adultes en bon état immunitaire, l'infection par le cytomégalovirus ne donne aucun signe. Chez les immunodéprimés, un mois après la contamination apparaissent une fièvre souvent élevée et une fatigue pendant 2 à 12 semaines, ainsi que des maux de tête, douleurs musculaires, perte de poids.

Les signes cliniques sont souvent sur un seul œil, par rétinite avec vision trouble, taches aveugles ou sombres comme des corps flottants. On observe aussi des signes digestifs : déglutition douloureuse, colite avec diarrhée, des troubles nerveux avec confusion, convulsions, incontinence. Les signes pulmonaires sont rares.

La contamination pendant la grossesse par le CMV n'a pas de conséquence pour la mère, mais elle peut transmettre le virus au fœtus à travers le placenta si elle n'est pas immunisée.

Des séquelles sont possibles chez l'enfant : d'abord jaunisse, convulsions, paralysie, retard de croissance, surdité ou retard psychomoteur et même développement de tumeur cérébrale de type « médullobastome ». En France, 50 % des 300 cas annuels de transmission materno-fœtale du CMV entraînent la décision d'interrompre la grossesse du fait des séquelles graves de cette infection sur le développement nerveux du fœtus.

Il n'existe pas de vaccin contre les CMV.

La dengue ou grippe tropicale des Antilles et bientôt métropolitaine – un vaccin candidat

Le responsable est le flavivirus avec ses 4 sérotypes DEN-1 à DEN-4. Il est proche du virus de la fièvre jaune.

La transmission se fait par les moustiques. On compte 50 millions de cas annuels dont 500 000 de dengue hémorragique avec syndrome de choc, mortels dans 20 % des cas. Aux Antilles, des épidémies ont été observées en 2010, avec 86 000 cas en Guadeloupe et Martinique.

L'incubation est de deux à sept jours.

Les signes sont : forte fièvre avec maux de tête, nausées, vomissements, douleurs articulaires et musculaires accompagnées d'une éruption cutanée semblable à celle de la rougeole.

Une rémission est possible au bout de trois à quatre jours, puis les symptômes s'aggravent avec troubles de la coagulation : hémorragies conjonctivales, saignement du nez, hématomes multiples, le tout régressant rapidement en une semaine.

Le vaccin, qui devra immuniser contre les 4 sérotypes, n'existe pas encore. Sanofi Pasteur aurait mis au point un vaccin en 3 doses contre les 4 sérotypes, efficace à 60 % en Amérique latine. On considère que l'efficacité serait transitoire surtout chez les jeunes qui développent une maladie plus lourde.

L'ebola ou fièvre hémorragique à ebola – un premier vaccin

Le responsable est le virus ebola ou *vesicular stomatitis virus-ebola virus* ou *VSV-Ebov*.

La transmission se fait par les animaux sauvages (les chauves-souris sont les hôtes naturels du virus, et les liquides biologiques d'animaux infectés : chimpanzés, gorilles, singes, antilopes... morts en forêt tropicale).

Le virus se transmet ensuite d'homme à homme suite à des contacts directs avec les personnes infectées ou avec des surfaces et du matériel (linge de lit, vêtements) contaminés par les liquides biologiques du malade.

Le virus est présent dans le sang, dans toutes les sécrétions telles que sueur, salive, urine, et il reste présent dans le liquide spermatique quatre-vingt-deux jours après le début de la maladie. 50 % à 70 % des cas décèdent. Des précautions anti-infectieuses draconiennes (habillement protecteur, gants, lavage des mains, masque chirurgical) sont donc indispensables pour prévenir les contaminations avec les malades, en particulier lors de rites funéraires et avec tous les animaux susceptibles de le transmettre.

La durée d'incubation est de deux à vingt-et-un jours et cette période n'est pas contagieuse.

Les signes : brutalement apparaît une fatigue fébrile avec douleurs musculaires, maux de tête et de gorge. Suivent des vomissements, la diarrhée, une éruption cutanée, des signes d'insuffisance rénale et hépatique et, dans certains cas, des hémorragies internes et externes (saignement des gencives, sang dans les selles). Pour le diagnostic, on hésite entre paludisme, typhoïde et même méningite...

Il n'y a aucun vaccin homologué contre le virus ebola, mais 2 candidats sont en cours d'évaluation. Selon l'OMS, le premier vaccin préparé par Merck serait efficace à 100 % dans l'essai randomisé (tirage au sort) réalisé en Guinée. Quant à l'immunité collective, elle reste à démontrer, visant « ebola zéro ».

L'encéphalite japonaise de type B[96] – un vaccin spécifique

Le responsable est un virus de la famille des *flaviviridae*. Le porc et les oiseaux sauvages sont des réservoirs de ce virus.

La transmission se fait par les moustiques.

L'incubation est de cinq à quinze jours.

Les signes : au début et pendant un à six jours, frissons, fièvre, maux de tête et malaise général. L'évolution peut s'aggraver avec rigidité de la nuque, paralysie d'un membre, convulsions, avec la température qui peut monter à 41 °C jusqu'au coma, laissant des séquelles neurologiques avec retard mental.

Une infection sur deux cent cinquante donnera des signes neurologiques, surtout en Extrême-Orient et en Asie du Sud-Est.

Le coût très élevé du vaccin, produit à partir de souris vivantes depuis 1930, explique que les pays les plus pauvres ne puissent se le procurer. Il sera remplacé par un vaccin issu de cultures cellulaires qui serait plus sûr et moins cher.

L'encéphalite à tiques ou méningo-encéphalite verno-estivale (MEVE) d'Europe centrale

Le responsable est un arbovirus de la famille des *flaviviridae*, capable d'infecter successivement ou ensemble le cerveau et la moelle épinière.

96. À différencier de l'encéphalite léthargique de type A de Von Economo qui fut considérée comme d'origine virale et épidémique entre 1916 et 1930 en Europe, mais serait une maladie auto-immune (comme le Parkinson) liée à une infection par un streptocoque. La cause précise n'est pas encore identifiée.

La transmission se fait par la tique dure infectée, *ixodes ricinus*, dans des zones à risques à grands gibiers, en Europe, en ex-URSS, à l'est jusqu'au Japon, en Alsace, en Suisse, en Allemagne, mais aussi par la tique du cerf (*ixodes scapularis*) et celle du mouflon (*ixodes ricinus*). La transmission virale est aussi possible par l'alimentation et plus précisément via le lait non pasteurisé des vaches infectées.

L'incubation : la notion de piqûre n'est pas retrouvée, le virus se multiplie dans les ganglions de la région où la tique a piqué en un à trente jours.

Les signes sont observés chez 10 000 à 12 000 personnes par an, chez des professionnels : les forestiers, les chasseurs, agriculteurs, campeurs, naturalistes, promeneurs et cueilleurs de baies et champignons des sous-bois. D'abord une grippe banale sans plus qui est neutralisée par une bonne immunité. Dans 10 % des cas, le virus peut migrer dans différents organes, en particulier vers le système nerveux central, paralysant certains nerfs crâniens et les extrémités des membres supérieurs. La guérison est sans séquelles dans 90 % des cas. 10 à 20 % ont des séquelles neurologiques.

La vaccination se fait avec un virus tué, qui est efficace et bien toléré pour les personnes à risques.

La fièvre jaune – un vaccin obligatoire pour les voyageurs vers l'Afrique et l'Amérique du Sud

Le responsable est l'arbovirus de la famille *flaviviridae* ou *virus amaril*.

La transmission se fait par les moustiques et les tiques. Elle se fait d'un hôte à l'autre, surtout chez les singes, puis du singe à l'homme, et enfin d'homme à homme. La fièvre est « jaune » car la « jaunisse » par atteinte hépatique est fréquente. Chaque année, 200 000 personnes développent la fièvre jaune et 30 000 en décèdent. 90 % des cas sont en Afrique.

L'incubation est de trois à six jours.

Les signes sont surtout la fièvre avec frissons et des douleurs musculaires du dos, des maux de tête, des nausées et vomissements. En trois à quatre jours, les signes disparaissent le plus souvent. Chez 15 % des malades peut apparaître une phase plus toxique avec apparition d'une jaunisse associée à de fortes douleurs abdominales. Des saignements peuvent apparaître du fait de l'atteinte du foie : sang dans la bouche, le nez, les yeux, l'estomac. La fonction rénale se détériore rapidement et la mort survient dans les 2 semaines.

La vaccination est très efficace. Une seule dose suffit pour obtenir une immunité durable et une protection à vie. En trente jours, la protection immunitaire est efficace à 99 %. Le coût de *Stamaril* est de 35 €. L'OMS recommande vivement la vaccination systématique des enfants de 6 à 9 mois contre la fièvre jaune dans les régions à risque et en cas d'épidémie, sinon ce n'est pas nécessaire. Les enfants de moins de 6 mois ne peuvent pas être vaccinés contre la fièvre jaune. Attention, il ne faut pas vacciner les personnes allergiques aux protéines de l'œuf du fait de leur présence dans la composition du vaccin.

Les gastro-entérites – 2 vaccins mais des complications sérieuses

Le responsable est le rotavirus.

La transmission se fait par voie digestive, d'origine fécale. D'où l'importance de l'hygiène des mains et des objets qui pourraient être souillés par les enfants.

L'incubation est très courte : un à trois jours.

Le lait maternel protège le nourrisson contre l'infection à rotavirus pendant toute la durée de l'allaitement intégral d'au moins six mois, et certainement pendant l'allaitement partiel d'une année supplémentaire.

Les signes sont : une fièvre, une diarrhée non sanguinolente (souvent aqueuse et explosive), des nausées et souvent des vomissements. Il s'ensuit une déshydratation plus ou moins grave avec un déséquilibre minéral. Les gastro-entérites suivantes ont tendance à être moins graves que la première infection.

Deux vaccins, *Rotarix* de GSK et *RotaTeq* de Sanofi Pasteur, sont recommandés pour les nourrissons de moins de 6 mois, non allaités par leur mère. Nous les déconseillons.

Ces 2 vaccins ont été reconnus responsables d'invaginations intestinales aiguës dans le mois qui suit la vaccination, car ils créent des gonflements des ganglions intestinaux des dernières anses de l'intestin grêle qui gênent le transit intestinal, lequel bute sur la masse ganglionnaire. Les signes de l'invagination intestinale sont essentiellement : des douleurs abdominales aiguës, avec pâleur, vomissements, selles sanglantes rouges ou noires, nécessitant une intervention chirurgicale.

Concernant son coût, voici ce que l'on peut lire sur le moniteur des pharmacies : « Dès lundi 9 mars 2015, le prix de vente indicatif conseillé du vaccin *Rotarix* passe à 60,38 € TTC (il est actuellement de 71,70 €, non remboursé). La baisse de prix est également répercutée sur le prix fabricant hors taxe (de 50,00 € à 42,50 €). » Deux doses de *Rotarix* sont nécessaires pour une vaccination.

Pour le *RotaTeq* de Sanofi-Pasteur MSD, trois doses sont nécessaires. Le coût de la vaccination complète se situe alors, selon les pharmacies et les ristournes du fabricant, entre 160 et 250 euros. Voire plus dans les beaux quartiers !

Nous déconseillons cette vaccination du fait des risques de complications.

La grippe, ou *influenza*, et ses virus HN[97] – un vaccin annuel, jamais le même et d'efficacité incertaine

Les responsables sont les 3 myxovirus *influenzae*[98]. Du plus au moins virulent : A (pour l'animal et l'homme), B et C (seulement pour l'homme) et des sous-types, les virus H1N1 (de H1 à H16 et de N1 à N9[99]) – et le rhinovirus. Ces virus très instables mutent rapidement et sont responsables d'épidémies saisonnières qui peuvent être très différentes.

Ils se multiplient dans les voies respiratoires, sont en grande partie détruits dans le tube digestif. Une partie pourrait cependant survivre provisoirement dans l'estomac et passer sa barrière (dont le mucus protecteur est riche en acide sialique, acide qui est une des *cibles* du virus dans l'organisme).

La transmission se fait essentiellement de manière saisonnière d'homme à homme (3 à 8 % de la population), mais peut aussi se faire d'animaux – qui servent de réservoir (poulet[100], oiseaux migrateurs, porcs, chevaux) – à homme.

---

97. H signifie *hémagglutinine* qui est une glycoprotéine antigénique présente à la surface des virus de la grippe. Elle est responsable de la fixation du virus à un récepteur situé sur des cellules cibles. Le nom hémagglutinine provient de la faculté de la protéine à agglomérer les globules rouges du sang. N signifie *neuramidases*, enzymes qui sont des glycoprotéines jouant le rôle d'antigènes présents à la surface des virus de la grippe.

98. « Influenza », abrégé en « flu », a été utilisé pour la première fois en Angleterre au XVIIIe siècle, lors de l'épidémie de 1743, pour qualifier la grippe.

99. On distingue donc la grippe H1N1 correspondant à la grippe espagnole de 1918 et de 2009, la H2N2 correspondant à la grippe asiatique de 1957, la H3N2 qui est la grippe de Hong Kong de 1968, et la H5N1, grippe aviaire…

100. On a même parlé de « l'ebola du poulet » qui les décime par milliers.

On peut limiter cette transmission par « des mesures d'hygiène simples, réduire et même éviter les contacts entre les personnes grippées et l'entourage, se couvrir la bouche ou le nez à chaque toux ou éternuement, se moucher dans des mouchoirs en papier à usage unique jetés dans une poubelle recouverte d'un couvercle, se laver les mains régulièrement[101]. »

La transmission d'homme à homme se fait « par des gouttelettes projetées dans l'air par les malades lorsqu'ils toussent ou éternuent. Le virus se trouve également sur les mains des personnes infectées et sur les surfaces qu'elles touchent (poignées de porte, linge de toilette, jouets, etc.). Les lieux confinés et très fréquentés (métro, bus, collectivités scolaires…) sont propices à la transmission[102] ».

Le virus aviaire H5N1 ne se transmet que d'animal à homme, mais sa rencontre avec le virus humain peut créer un virus « mosaïque » qui pourrait s'adapter plus facilement à l'humain et se répandre de manière épidémique.

Les signes : une forte fièvre avec toux, maux de tête, douleurs musculaires, articulaires et malaise général. La plupart des personnes grippées guérissent spontanément en une semaine. Les complications surviennent surtout chez les personnes atteintes d'autres pathologies : respiratoires, cardiaques, rénales et les immunodéprimées (SIDA, cancers) et, chez ces personnes, elles peuvent être très graves, voire mortelles.

La vaccination contre la grippe : la composition du vaccin varie chaque année en février à partir des recommandations de l'OMS, tenant compte des données du réseau mondial de surveillance de la grippe. Officiellement, « le vaccin comprend

101. Recommandations Inpes.
102. *Idem.*

chaque année les particules virales inactivées des trois souches les plus récentes en circulation… Il procure une immunité 2 à 3 semaines après l'injection. Il est donc utile de se faire vacciner dès le mois d'octobre, dès que le vaccin est disponible ». L'efficacité dure une année.

Elle est utile chez les personnes fragiles qui ont un lourd dossier médical, avec telle ou telle insuffisance viscérale, quel que soit l'âge.

Malheureusement les vaccins anti-grippaux sont loin d'être toujours efficaces.

Le vaccin contre la grippe A en 2014 fut un échec !

La couverture vaccinale en France ne dépasse pas 26,3 %. Celle des médecins est à 55 % et des paramédicaux 17,5 %.

Pendant l'hiver 2014, l'efficacité du vaccin contre la grippe fut faible : 23 % selon l'OMS et seulement 18 % selon le Centre américain des maladies d'Atlanta. La principale souche circulante, H3N2, était différente de celle contenue dans le vaccin.

Chaque année – avec un délai de fabrication de six mois –, un vaccin est donc préparé à partir des souches virales circulantes.

Un vaccin universel contre la grippe : des équipes internationales affirment avoir jugé de l'efficacité de leurs vaccins candidats chez des modèles animaux : souris, furets et singes. La cible de ce vaccin est l'hémagglutinine A (HA), car il ne s'agit pas de la tête du virus, en constante mutation mais de sa tige qui reste quasiment constante.

Des chercheurs du National Institute of Health, aux États-Unis, et de Crucell Vaccine Institute – filiale du laboratoire Johnson et Johnson aux Pays-Bas – ont synthétisé un vaccin candidat à partir d'une tige *décapitée* de l'HA, baptisé « mini-HA ».

Le professeur Sarah Gilbert, spécialiste de vaccinologie à l'université d'Oxford, en Grande-Bretagne, et qui n'a pas participé aux études, affirme : « Ces nouveaux vaccins devront encore faire l'objet d'essais cliniques pour voir comment ils fonctionnent chez les humains (...), ce qui risque de prendre plusieurs années », d'autant plus que les souris ont une différence de réponse immunitaire très différente de celle de l'homme.

Quant aux vaccins par voie nasale, *Flumist* ou *Fluenz* par vaporisation, contre 2 souches A et 2 souches B – un jet dans chaque narine –, ils n'ont pas d'efficacité évidente. Leur prix est librement fixé par le pharmacien.

Pourtant, le Haut Conseil de la santé publique et l'Académie de médecine ont recommandé en 2011 et 2012[103] l'utilisation de ce vaccin dans le cadre de son autorisation de mise sur le marché chez les enfants de 2 à 17 ans.

Les hépatites A, B et C – des vaccins pour des populations ciblées et vers un vaccin oral contre l'hépatite B

Les responsables sont les virus des hépatites A, B et C.

Toutes ces hépatites se caractérisent par une jaunisse (ictère) associée à une fatigue intense, des selles décolorées qui durent entre quelques semaines et plusieurs mois.

103. Grimprel E., « Nouveautés vaccinales en médecine humaine », *Bulletin de l'Académie nationale de médecine*, 196, no 3, 575-588, séance du 6 mars 2012.

– **Le virus de l'hépatite A (VHA)** se transmet par des aliments souillés, une eau polluée, mais aussi par les rapports intimes oro-anaux. Deux à six semaines d'incubation, en moyenne vingt-huit jours, sont nécessaires après l'infection pour qu'apparaissent les premiers signes (fatigue générale, jaunisse…). L'évolution est bénigne. Les personnes ayant eu la maladie sont immunisées à vie, il n'est pas nécessaire d'être vacciné.

– **Le virus de l'hépatite B (VHB)** se transmet par voie sanguine ou sexuelle. D'où, pour éviter la contamination par voie sanguine, la vaccination imposée au monde médical, et qui devrait l'être aussi à celui de la drogue (le virus peut rester sept jours sur une seringue) et de la sexualité à multiples partenaires.

La période d'incubation est de soixante-quinze jours en moyenne, variant de trente à cent quatre-vingts jours. Le virus peut être détecté trente à soixante jours après l'infection et persiste sur des durées variables.

Dans le sang, on détecte les anticorps Hbs contre le virus et/ou Hbe associé. La persistance dans le sang de l'Hbs plus de six mois est le marqueur de la chronicité de la maladie (300 000 personnes en France dont 9 % de co-infectés au virus du SIDA) qui peut évoluer vers la cirrhose et même le cancer du foie.

Le virus de l'hépatite B crée chez celui qui le porte une forte immunodépression. Une des preuves les plus manifestes est qu'il double le risque de lymphome non hodgkinien (cf. système lymphatique, p. 41, note 35).

– **Le virus de l'hépatite C (VHC)** est quasiment spécifique des hépatites post-transfusionnelles. Les soins dentaires avec du matériel mal stérilisé, de même que sniffer une drogue comme la cocaïne[104] (ou des substituts) pourraient être aussi en cause. Les rapports sexuels classiques homme/femme comporteraient un risque plus faible de transmission par rapport aux pratiques sexuelles avec risque de traumatisme de la muqueuse anale (rapports avec pénétration anale, fist-fucking[105], utilisation de jouets sexuels...). Il faut également rappeler les risques des piercings et des tatouages[106].

En France, environ 400 000 personnes sont séropositives au VHC dont 65 % en infection chronique, et on compte 4 000 nouveaux cas d'infection par an et 2 600 décès par an.

De plus, 24 % à 35 % des patients infectés par le virus du SIDA (VIH) sont également infectés par le VHC. Environ 4 % des nourrissons nés de mères infectées par le VHC seront atteints. Le virus se transmet au bébé au moment de la naissance.

L'incubation est de six à dix semaines.

Les vaccinations contre les hépatites

– **Contre l'hépatite A** : un mois après la première injection, la protection est d'au moins dix ans. On le propose en priorité aux adultes et enfants voyageant dans des pays où la santé n'est pas développée ; aux jeunes des internats et établissements pour enfance handicapée ; aux porteurs des virus B et C ou en chemin vers des problèmes de foie par l'alcool ; aux homosexuels masculins ; aux personnels des établissements de santé physique ou psychique.

---

104. La cocaïne ne provoque que des hépatites aiguës. Il n'y a jamais eu de forme d'hépatotoxicité chronique chez des usagers de cocaïne.

105. Coït manuel, rectal ou vaginal.

106. Cf. notre lettre de Noël 2014 : « Votre peau vous parle » sur le site www.professeur-joyeux.com.

Les vaccins contre l'hépatite A seulement, donc monovalents : *Avaxim* de Sanofi Pasteur à 24,66 € ou *VaqtA* de Sanofi à 33,68 € et *Havrix* de GSK à 16,74 €. Ils contiennent de l'aluminium comme adjuvant. Ils ne sont remboursés à 65 % que pour les personnes immunodéprimées (SIDA).

Les vaccins combinés bivalents contre hépatite A et hépatite B avec le *Twinrix* de GSK sont à 35 € pour enfant et à 50 € pour adulte.

Le *Tyavax* de Sanofi Pasteur est contre l'hépatite A et la typhoïde. Non remboursé, son prix est libre.

– **Contre l'hépatite B** : il faut cibler en plus les personnes à risque élevé d'exposition, tels les nourrissons dont les mères sont porteuses de l'antigène Hbs, les usagers de drogues, les personnes ayant des relations sexuelles avec des partenaires multiples, les personnes atteintes de maladie sanguine, ou devant subir le rein artificiel ou une greffe d'organe, les personnes qui veulent se faire tatouer, sans oublier les détenus chez lesquels la séropositivité au HIV est malheureusement fréquente.

En réalité, l'objectif des fabricants et des autorités de santé est de vacciner tout le monde, sans distinction, puisqu'on propose les vaccins hexavalents contre les 6 maladies à tous les nourrissons de 2 mois : diphtérie-tétanos-polio-coqueluche-*influenzae b*-hépatite B.

Ces vaccins sont hexavalents et tous contiennent, comme adjuvant stimulant d'immunité, l'hydroxyde d'aluminium :

– *Hexyon* distribué par Sanofi Pasteur MSD ;

– *Hexavac* distribué par Sanofi Pasteur MSD, retiré du marché depuis septembre 2005, car il ne protégeait pas suffisamment contre l'hépatite B ;

– *Hexacim* distribué par Sanofi Pasteur en Europe de l'Est ;
– *Hexaxim* disponible sur les marchés internationaux.

Si la primovaccination comporte 2 doses (à savoir à 3 et 5 mois), une dose de rappel doit être administrée entre l'âge de 11 et 13 mois.

Si la primovaccination comporte 3 doses (soit 2, 3, 4 mois ou 2, 4, 6 mois), une dose de rappel doit être administrée entre l'âge de 12 et 18 mois, en fonction des recommandations officielles.

Nous ne sommes pas favorables à de telles vaccinations deux mois après la naissance. Elles sont abusives, exploitent les peurs que l'on fait passer aux familles pour des enfants à peine nés et qui n'ont AUCUN risque d'attraper une hépatite B, sauf si la mère ou le père sont atteints.

Outre-Atlantique, des chercheurs américains ont mis au point un nouveau type de vaccin oral[107] à faible coût contre l'hépatite B. Selon les spécialistes, « ce vaccin peut être conservé pendant des années à température ambiante sans perdre son efficacité. Ses composants coûtent beaucoup moins cher que ceux des vaccins actuellement en circulation, et il peut être administré sans personnel médical. Ce nouveau vaccin pourrait être disponible à partir de 2018[108] ».

107. « Le laboratoire de l'*Applied Biotechnology Institute* a développé une nouvelle technique basée sur du maïs génétiquement modifié pour produire une particule non infectieuse d'un virus. La farine produite à partir du grain de maïs peut être mélangée à du sucre et de l'eau pour créer une espèce de galette. Une fois cette dernière consommée, les chercheurs ont observé une réponse immunitaire jusqu'à quatre fois plus élevée chez les souris testées » (Simmonds G., pour RT Flash).
108. OMS, communiqué de presse, 12 mars 2015.

– **Contre l'hépatite C** : il n'existe en 2015 aucun vaccin contre le virus de l'hépatite C.

Comment manipule-t-on l'opinion publique pour généraliser la vaccination contre l'hépatite B ?

– En passant par les médecins : on les culpabilise jusqu'à leur imposer les protocoles de vaccination dans le calendrier vaccinal, dès deux mois après la naissance, ou chez les adolescents par exemple en martelant : « Seulement 1 généraliste sur 3 propose systématiquement le vaccin hépatite B aux adolescents » ; ou « 1 sur 10 avoue ne jamais le proposer… »

On publie, sous l'autorité de médecins de l'Institut de veille sanitaire (InVS) qui décident plus devant des ordinateurs que devant des patients, le portrait-robot du médecin « laxiste » ou « vieux-isolé-rétrograde ».

– En passant par les parents et les jeunes, on se sert des circonstances pour imposer ces vaccinations, dès la naissance, en criant victoire, en 2014, quand 92,1 % des nourrissons âgés de 6 mois avaient débuté une vaccination, ou lors des certificats de rentrée scolaire, d'aptitude au sport, ou encore avant de partir en voyage.

Quant aux risques de complications, officiellement il n'y en aurait pas : « Actuellement, aucune étude scientifique n'a démontré de lien de causalité entre la vaccination contre le VHB et la survenue d'une sclérose en plaques (SEP) ou d'autres affections auto-immunes. » Pourtant…

En réalité, les complications de la vaccination, désormais bien répertoriées, invitent à une grande prudence. Elles ont été diffusées fin 2014, au grand dam des fabricants et diffuseurs.

En effet, le docteur Dominique Le Houézec, conseiller médical du réseau de surveillance de l'hépatite B à partir de deux sources, celles de la Caisse nationale d'assurance maladie (CNAM) et du système de pharmacovigilance de l'ANSM (Agence nationale de sécurité des médicaments et des produits de santé), observe une augmentation de 65 % des cas de sclérose en plaques (SEP) dans les années 1995-1996, soit deux ans après la campagne de vaccination de masse contre l'hépatite B qui a eu lieu en 1994.

La campagne de vaccination quasiment présentée comme obligatoire avait pour cible tous les élèves des classes de 6e, puis les nourrissons et adolescents.

Or, il existe un énorme pic de SEP déclarées, culminant dans les années 1995. Environ 20 millions de personnes ont été vaccinées sur la base des 23 millions de boîtes de vaccins vendues.

Le conseiller médical précise : « Les données chiffrées disponibles en France montrent donc un signal statistique certain en faveur d'un lien de causalité entre l'événement vaccination-HB et l'apparition de SEP, avec une corrélation maximale dans les deux années suivant la vaccination. »

Dans la discussion scientifique, le docteur Dominique Le Houézec montre que 7 des 9 critères de Hill qui permettent de relier une cause à un effet (puissance de l'association, lien temporel de l'association, spécificité de l'association...), en l'occurrence le déclenchement d'une SEP dans les suites d'une vaccination hépatite B, sont présents.

Évidemment les arguments contre les affirmations précédentes ont été affûtés : le recours plus fréquent à l'IRM, dans les maladies neuro-dégénératives en particulier, et la plus grande qualification des neurologues expliquerait à eux seuls le nombre croissant des cas de scléroses en plaques. Mais cela ne suffit pas à expliquer les 65 % d'augmentation des cas de SEP dans les années 1995.

Le 1er octobre 1998, le ministre de la Santé Bernard Kouchner a annoncé la suspension de la vaccination contre l'hépatite B effectuée par les médecins scolaires. Cette décision fut évidemment qualifiée d'incompréhensible par plusieurs syndicats de médecins, par les laboratoires qui ont vu leur vente chuter, et même par des organismes médicaux, dont l'OMS.

Tous les parents doivent le savoir, même si nombre de pédiatres crient encore haut et fort qu'il n'y a aucun lien scientifiquement prouvé entre SEP et vaccination contre l'hépatite B.

Cette raison est nécessaire et suffisante pour déconseiller formellement les vaccins hexavalents aux nourrissons de 2 mois. La seule indication serait le cas de l'enfant dont la mère atteinte par l'hépatite B est porteuse de l'antigène Hbs.

Les herpès – pas de vaccin

Les responsables sont les virus herpès qui attaquent la peau et les muqueuses, *herpès simplex virus* (HSV).

On distingue :

– HSV-1 dans 95 % des herpès des lèvres et de la face, ainsi que des herpès neuro-méningés et ophtalmiques ;

– HSV-2 pour les herpès génitaux, mais aussi 5 % des herpès des lèvres et de la face.

Le virus se maintient toute la vie – sous forme dormante – dans un ganglion nerveux par où passent les nerfs de la face ou dans des ganglions nerveux du fond du ventre en avant du sacrum, responsables d'herpès génitaux.

L'incubation est de deux à vingt jours après la contamination.

La transmission est interhumaine pour les deux types de virus, par contact avec un sujet infecté qui a une plaie cutanée ou muqueuse. 60 à 75 % de la population seraient porteurs sains du virus 1 et seulement 12 à 17 % du virus 2.

Les signes : lors de la première atteinte (primo-infection virale), fièvre et maux de tête s'accompagnent d'une éruption avec des vésicules sous forme de boutons douloureux (sensations de picotements, brûlures ou démangeaisons caractéristiques) groupés qui peuvent éclater (la transmission est alors plus forte), s'infecter sur les lèvres (herpès labial ou classique bouton de fièvre transmis par contact buccal qui fait gonfler d'abord la lèvre), les gencives, le fond de la gorge et même, mais plus rarement, la cornée.

Avec le virus 2 sont atteintes les zones génitales, parfois avec ulcérations.

Les récidives d'herpès peuvent apparaître suite à un stress physique ou psychique qui crée une immunodépression, mais aussi au moment des menstruations, lors de longs voyages ou des changements climatiques.

La maladie est bénigne, dure huit à quinze jours, mais elle est beaucoup plus grave pour les nourrissons, les femmes enceintes et les personnes en profonde immunodépression (SIDA).

Les méningites virales : les plus fréquentes (70 à 80 % des cas) – des vaccins selon l'infection virale en cause

Les responsables sont les entérovirus, le virus de la varicelle, de la mononucléose infectieuse, de la rougeole, des oreillons, de la grippe ou de l'herpès. Ce dernier est responsable des méningites virales les plus graves.

L'incubation est de deux à dix jours, souvent trois à quatre jours.

La transmission dépend du virus en cause. En général, la transmission des entérovirus est d'homme à homme, à partir des virus excrétés dans les selles des malades.

Ces méningites sont en général bénignes.

Les signes appartiennent d'abord à la série respiratoire (rhume, toux et nez qui coule) puis ce sont les signes d'alerte qui forment le « syndrome méningé ». Celui-ci regroupe une forte fièvre, une sensibilité exacerbée à la lumière (photophobie), une nuque raide et douloureuse, des maux de tête violents et des nausées jusqu'aux vomissements.

Toute personne présentant tel ou tel de ces signes doit être hospitalisée en urgence.

Chez les nourrissons, on retrouve la fièvre, des pleurs incessants, de l'irritabilité et une somnolence alternant avec une forte agitation. La fontanelle peut également être bombée.

Les vaccins contre les oreillons, la rougeole, préviennent les méningites liées à ces maladies.

Dans les méningites virales bénignes, on soulage les symptômes : repos et médicaments contre la fièvre et contre la douleur. Les méningites dues au virus de l'herpès nécessitent un traitement spécifique.

La mononucléose infectieuse ou maladie du baiser – des vaccins à l'essai

La maladie se nomme aussi *glandular fever, pfeiffer's disease, filatov's disease* et *the kissing disease*.

Le responsable est le virus d'Epstein-Barr dit « EBV », qui fait partie de la famille des herpèsvirus.

L'incubation est de quatre à six semaines.

La transmission se fait essentiellement par la salive, ce qui explique pourquoi on parlait autrefois de la « maladie des fiancés », aujourd'hui « maladie du baiser ».

La transmission est maximale durant la phase aiguë de la maladie. Le virus est toujours présent dans la salive en petites quantités, pendant une période allant jusqu'à six mois. Sa transmission reste encore possible.

Les signes : une grande fatigue, une angine douloureuse qui rend la déglutition pénible, une fièvre élevée, des maux de tête et, inconstamment, des ganglions gonflés et sensibles au niveau du cou, des douleurs musculaires et même une augmentation de volume du foie et de la rate. L'infection peut passer inaperçue, une fois sur deux, avec une simple fatigue. Quel que soit l'âge, la personne est immunisée, car son organisme fabrique des anticorps qui le protègent contre le virus.

Des vaccins candidats sont en cours d'essai, en priorité pour les personnes qui doivent subir une transplantation d'organe, très sujettes à la maladie et à ses complications.

Les oreillons – un seul vaccin avec le ROR ou RRO

Le responsable est le paramyxovirus ou *myxovirus parotidis*, virus ourlien (de ourles pour oreilles).

L'incubation est de deux à trois semaines. La contagion est possible trois à six jours avant l'apparition des premiers signes et jusqu'à une dizaine de jours après.

La transmission se fait par voie respiratoire d'une personne à l'autre. Ce sont des gouttelettes de salive infectée, lors de la toux ou d'éternuements, qui pénètrent les voies respiratoires. Le virus se répand ensuite dans le sang.

Les signes sont surtout proches des oreilles par l'inflammation des glandes salivaires qui grossissent, essentiellement les parotides situées au-dessous des oreilles, derrière la branche haute du maxillaire inférieur. Dans 20 à 30 % des cas, il n'y a aucun signe.

La complication la plus connue est l'inflammation d'un testicule, nommée « orchite ourlienne », qui peut détruire la capacité de formation des spermatozoïdes et rendre stérile quand les deux testicules sont touchés.

Il y a aussi les atteintes ovariennes (ovarite), mammaires (mastite), pancréatiques (pancréatite) et aussi neurologiques (méningite, avec 10 % des cas évoluant favorablement, ou encéphalite, 0,02 à 0,3 % des cas).

En cours de grossesse, le danger est la fausse couche ou l'accouchement prématuré.

Les personnes à risques sont au contact des enfants ou des malades.

La vaccination évite la maladie et toute personne qui a eu les oreillons est protégée à vie.

Le seul vaccin disponible est le trivalent ROR (Rougeole-Oreillons-Rubéole ou Rougeole-Rubéole-Oreillons), avec la recommandation d'administrer une seconde dose à l'âge de 11-12 ans. Nous verrons au chapitre suivant quels sont les risques, en particulier les relations éventuelles de ce vaccin avec l'autisme.

Les papillomas virus des cancers du col et de la zone ORL – deux vaccins en concurrence, des dangers certains

Les responsables sont les virus *papilloma* ou HPV (*Human Papilloma Virus*).

Ces HPV sont responsables des cancers du col utérin et d'au moins 50 % des cancers de la zone ORL. La transmission se fait par voie sexuelle (hétéro-, homo-, bi- trans-sexualité) et pour la zone ORL par le « sexe oral[109] ». Le ou les virus sont sur le pénis et/ou au niveau du fond vaginal sur le col de l'utérus.

Deux laboratoires se disputent agressivement le marché qui est colossal, dopé par une énorme publicité vers les jeunes et leurs parents.

– Le *Gardasil* de chez Sanofi Pasteur MSD protégerait contre 4 souches de virus numérotées HPV 6, 11, 16 et 18. Il protégerait aussi contre des lésions virales bénignes : des condylomes et des lésions vulvaires, vaginales et anales dites de haut grade.

109. Dulguerov P., Vourexakis Z., « Les cancers ORL HPV positifs », *Revue médicale suisse*, 2011 ; 1919-1922 : « Actuellement, la moitié des carcinomes de l'oropharynx ne sont pas dus aux facteurs de risques habituels des carcinomes épidermoïdes de la sphère ORL, tels que le tabagisme et l'abus d'alcool. L'agent causal dans ces cas est une infection sexuellement transmissible d'un virus HPV, en général de sérotype 16. Les carcinomes de l'oropharynx HPV (+) sont associés à un meilleur pronostic de guérison, raison pour laquelle des études en cours investiguent des traitements oncologiques moins lourds. Il est logique de supposer une prévention de ce type de carcinome par les deux vaccins commercialisés et par conséquent de recommander ce vaccin pour les garçons comme pour les filles – théoriquement, les vaccins ciblant aux sérotypes -16 et -18 devraient prévenir la majorité des carcinomes HPV (+) de la sphère ORL. Il n'y a pas encore d'étude démontrant l'efficacité d'une telle vaccination. Comme il y a probablement une longue latence entre l'infection et le phénotype malin, le bénéfice d'une telle vaccination ne serait pas rapidement objectivable : pour le col de l'utérus, par exemple, il faut attendre jusqu'en 2040 afin de voir un effet préventif. »

– Le *Cervarix* de chez GSK protégerait contre les souches 16 et 18.

En mars 2015, j'ai lancé, avec l'Institut pour la protection de la santé naturelle (IPSN), une pétition[110] contre le projet de vaccination « fortement recommandée » des enfants, filles et garçons du primaire, dès 9 ans, à propos du cancer du col de l'utérus et d'autres localisations d'infections virales dues aux *papillomas virus* (HPV).

Cette pétition a déclenché beaucoup de questions concernant les autres vaccinations chez les petits enfants et au-delà.

En mars 2014, 700 professionnels de santé avaient déjà signé une pétition demandant « la mise en place d'urgence d'une mission parlementaire sur l'opportunité de la vaccination contre le cancer du col de l'utérus, arguant de l'absence de preuves de son efficacité, de son coût particulièrement élevé et du risque d'effets indésirables graves ».

En même temps, le 3e plan cancer entendait favoriser la vaccination contre le cancer du col (chaque année 4 000 femmes sont atteintes, 1 000 en décèdent). Lors de la présentation du Plan cancer 3, le président de la République François Hollande, mal conseillé, a affirmé : « Ce vaccin a fait la preuve de son efficacité. » Peut-être parle-t-il pour lui !

Il ne sait pas que le frottis du col utérin reste à ce jour le meilleur moyen de prévenir le cancer du col utérin. En effet, il permet de détecter des lésions risquant d'évoluer vers le cancer.

Soulignons que 6 millions de frottis sont réalisés chaque année, pour 51,30 € tout compris, remboursés à 70 % par l'Assurance maladie, alors que 500 000 sont suffisants dans la

110. Cf. http://petition.ipsn.eu/papillomavirus.php.

mesure où les femmes sont clairement informées. On sait en effet quelles sont les personnes à risques :

– celles qui ont eu des déchirures du col utérin lors d'un accouchement dans des conditions d'hygiène incertaine, surtout dans des pays en voie de développement ;

– celles qui ont de multiples partenaires sexuels.

Je reste convaincu, malgré tous les avis opposés, que les 2 vaccins concurrents contre le cancer du col de l'utérus ne sont pas fiables d'une manière certaine et qu'il ne faut pas accepter la vaccination des enfants dès 9 ans, comme cela est proposé par certains experts.

Même si les autorités se veulent rassurantes, même si les laboratoires fabricants réfutent toutes les critiques et dangers, n'insistant que sur les bénéfices en nous inondant de publicités avec pour titre : « Un rendez-vous vaccinal pour les adolescents ».

Voici leurs arguments majeurs sans cesse répétés : 170 millions de doses ont été injectées dont déjà 5 millions en France et les conclusions sont toujours les mêmes : « Aucun lien de causalité ne peut être établi entre le vaccin et les complications. »

Pour renforcer cette pression, une pétition favorable à la vaccination contre le HPV signée par 5 000 praticiens de seize sociétés savantes (évidemment gynécologues-obstétriciens) est lancée, soutenue en outre par l'Académie de médecine. Les deux laboratoires les soutiennent, indirectement bien sûr !

Évidemment, quand il y a décès, on parle de « cause inexpliquée » ou de patientes psychiques ou bien, quand il s'agit d'un bébé, de la « mort subite du nourrisson ». Et si vous n'êtes pas d'accord, vous n'êtes pas d'un bon niveau scientifique. Vous ne suivez pas les recommandations des autorités de santé ! Je connais bien ce genre d'attaque qui cherche à ce que nos enfants et petits-enfants soient vaccinés de plus en plus tôt, en masse, et sans discuter.

L'efficacité vaccinale contre les cancers du col et ORL

La protection contre ces virus n'est absolument pas complète. En effet, le port du préservatif reste recommandé et le frottis cervico-vaginal à poursuivre.

Mais les fabricants, avec les autorités sanitaires, avancent sans la moindre preuve que la fréquence du cancer du col de l'utérus pourrait baisser de 50 à 75 %, si 80 % de la population cible étaient vaccinés. Des chiffres farfelus !

Un tiers des femmes avaient reçu trois doses en 2010 à un ou deux mois d'intervalle et six mois plus tard pour la dernière. En 2015, curieusement, une seule dose serait suffisante pour produire assez d'anticorps protecteurs.

Une arnaque de plus qui démontre que les fabricants obtiennent des AMM et mettent sur le marché des vaccins dont ils ne connaissent pas les effets ni les méfaits. Évidemment, ils conseillent de ne pas passer de l'un à l'autre. Il s'agit de rester dans la même marque !

Selon certaines autorités, l'efficacité « ne peut pas actuellement être démontrée, puisqu'il existe un délai moyen d'au moins quinze ans entre l'infection HPV et la survenue d'un cancer ». Or, le *Gardasil* n'est disponible que depuis 2006 et le *Cervarix* depuis 2007, pour sa première AMM.

Mais les journalistes de santé audio-visuels, ceux des quotidiens et hebdomadaires, continuent à promouvoir largement ces vaccinations et se disent évidemment sans liens directs avec les fabricants, ce qui ne veut pas dire sans liens indirects…

On parle alors sans preuve, pour appâter les clients, « d'une diminution significative de l'incidence des lésions précancéreuses de haut grade ».

Le Haut Conseil de santé publique (HCSP) affirmait récemment que 2,6 millions de femmes sont vaccinées en France contre le cancer du col de l'utérus. Le taux des effets indésirables serait de 2 à 5 cas pour 10 000 doses vaccinales de *Gardasil* et *Cervarix*, et de 6 cas graves pour un million de doses, ce qui, évidemment, permet de « confirmer leur profil de sécurité d'emploi rassurant ».

Pourtant tout ne va pas si bien avec ces vaccins.

Les complications

Fin juin 2015, après que la télévision du Danemark eut diffusé un documentaire à propos des jeunes filles ayant eu des problèmes de santé après vaccination par le *Gardasil*, un bilan général fut publié dans les médias. Pratiquement toutes les jeunes filles avaient les mêmes problèmes. On a bien sûr invoqué des problèmes psychologiques, puisqu'il s'agit de troubles neurologiques, y compris avec handicap... Ils atteindraient une jeune femme sur 500, c'est énorme. La liste des troubles est précise : « Des paralysies débilitantes des bras et des jambes, des douleurs, de la fatigue chronique, des évanouissements quotidiens, des migraines quotidiennes, des vertiges. »

Liselott Blixt, rapporteur pour les problèmes de santé du Parti populaire socialiste danois, a été l'une des personnes qui a déployé le plus d'efforts pour que le vaccin contre le HPV soit introduit au Danemark en 2008. Elle veut maintenant que ce vaccin soit aboli. Elle déclare : « Le fait que nous ayons un si grand nombre, peut-être jusqu'à 5 000 jeunes femmes, qui sont devenues soudainement malades doit avoir pour conséquence que nous arrêtions tout simplement d'utiliser ce vaccin. J'ai été la première à dire un grand "oui", mais maintenant, je serai aussi la première à demander que l'on abolisse cette vaccination, parce que nous, politiciens, devons prendre nos responsabilités par rapport au fait que nous l'avions adopté. Et cela d'autant plus que nous ne disposons d'aucun traitement à offrir aux plus malades. »

Le 13 septembre 2015, l'ANSM[111] et la Direction générale de la santé – néanmoins favorables à la vaccination contre les papillomavirus – mettent en évidence une augmentation du risque concernant le syndrome de Guillain-Barré. En effet, la corrélation entre les vaccins *Gardasil* et *Cervarix* et la maladie neurologique est robuste et persistante. Grande prudence donc !

L'alternative est double :

– une information claire et scientifique à propos de la sexualité humaine encore balbutiante dans nos pays développés ;

– le frottis cervico-vaginal qui reste essentiel pour dépister chez les femmes à risques les lésions précancéreuses sur le col de l'utérus. On ne s'y attendait pas, mais les risques de faux positifs sont aussi présents chez les personnes vaccinées que chez les non-vaccinées[112].

---

111. Cf. ANSM, « Vaccination contre les infections à HPV et risque de maladies auto-immunes : une étude Cnamts/ANSM rassurante – Point d'information », 13 septembre 2015.

112. Hestbech M.-S. et coll., « The impact of HPV vaccination on future cervical screening : a simulation study of two birth cohorts in Denmark », *British medical journal*, août 2015.

Le parvovirus B19 ou erythrovirus B19 ou cinquième maladie[113]

Le responsable fait partie de la famille des *parvoviridae* et de la sous-famille des *erythrovirus* à cause de sa structure et de sa capacité à atteindre les cellules du sang.

C'est seulement en 1983 que ce virus a été reconnu comme responsable d'un mégalérythème épidémique.

La transmission se fait par voie respiratoire et par contact direct des mains jusqu'à la bouche. Il peut aussi se transmettre par la transfusion sanguine et le passage transplacentaire.

L'incubation est de quatre jours à deux semaines.

Les signes: il s'agit d'une éruption cutanée infantile bénigne. Le mégalérythème épidémique est aussi appelé la cinquième maladie. L'épidémie touche surtout les enfants de 4-5 ans dans le cadre scolaire et plutôt le printemps et l'hiver.

Chez l'adulte, le virus est responsable d'une légère grippe avec fièvre, douleurs musculaires et maux de tête. Après deux semaines peuvent survenir une éruption cutanée et des douleurs articulaires, typiquement bilatérales et symétriques. Le parvovirus B19 peut être aussi à l'origine de certaines hépatites, même si son rôle est plutôt incertain.

La maladie peut être aggravée d'une anémie aiguë liée à un défaut de production d'hématies par la moelle osseuse mais qui reste en général modéré.

Ce sont les IgM et les IgG qui créent la réponse immune. Les IgG constituent une meilleure défense lors de la seconde infection.

---

113. Elle est la cinquième parce qu'elle a été trouvée après la roséole, la rougeole, la rubéole et la scarlatine. Les autres maladies éruptives de l'enfant sont: la varicelle, la maladie de Gianotti-Crosti, la maladie de Kawasaki, la maladie « mains-pieds-bouche », le purpura méningococcémique.

Chez la femme enceinte, le risque d'atteinte du fœtus est d'environ 8 à 10 %. Lors du premier trimestre, l'évolution se fait vers la fausse couche. Au cours des trimestres suivants, le fœtus peut être atteint d'œdème généralisé.

Au total, on compte 3 à 5 % de fausses couches spontanées et 7 à 15 % des morts fœtales *in utero.*

Il n'existe pas de vaccin contre ce virus.

Les pneumonies virales – pas de vaccin

Le responsable est le virus respiratoire *syncytial*, *VRS*, ou *RSV* pour *Respiratory Syncytial Virus* dans 50 % des cas, ou champignons (mycoplasmes). Ce dernier est la cause la plus fréquente, dans le monde, d'infections respiratoires des jeunes enfants. En France, on compte environ 460 000 cas/an chez les nourrissons, dont 10 % de formes graves mortelles.

La pneumonie virale est plus fréquente que les pneumonies bactériennes. Elle atteint surtout les femmes enceintes et les personnes souffrant d'affections cardio-vasculaires ou de maladies respiratoires ayant un système immunitaire affaibli.

L'incubation est de deux à huit jours.

La transmission se fait par voie respiratoire, le virus étant en réserve dans le rhinopharynx, les sinus où il peut rester ou diffuser.

Les signes : aux symptômes de la grippe avec rhinite s'ajoute une forte gêne respiratoire. La forte fièvre s'associe à une cyanose, lèvres et extrémités bleues qui traduisent le manque d'oxygène aux extrémités. Ils apparaissent progressivement au plus fort de l'épidémie de grippe en hiver. En outre, on note les frissons, les douleurs musculaires, la fatigue générale, associés à la rhinopharyngite et à une toux sèche. Un bouton de fièvre (herpès labial) est souvent présent. Des signes biologiques d'infections sont associés. Le plus souvent le malade guérit en dix jours, mais dans 2/3 des cas l'évolution peut se faire vers une insuffisance respiratoire.

Il n'y a pas de vaccin efficace. Le mieux est d'éviter le tabagisme, d'aérer la chambre de l'enfant, de coucher l'enfant en position semi-assise pour l'aider à respirer.

La poliomyélite ou paralysie infantile – plusieurs vaccins, du monovalent au trivalent DTPolio ou hexavalent

Le responsable est le poliovirus 1 (le plus souvent en cas de paralysie) et également les poliovirus 2 et 3 très contagieux, qui appartiennent au genre des entérovirus.

L'infection au virus polio déclenche une paralysie dans un cas sur 200. André Lwoff, co-prix Nobel de médecine (1965), a démontré que le virus stoppe sa multiplication si la température passe de 37 à 39 °C. Le virus détruit les cellules nerveuses qui actionnent la contraction des différents muscles du corps : les neurones moteurs localisés dans la moelle épinière. Les muscles s'atrophient. Cela peut mener à une paralysie plus ou moins étendue.

L'incubation de la polio, maladie des mains sales, est le plus souvent de neuf à douze jours avant les premiers signes.

La transmission est interhumaine, se fait par la bouche, ce qui permet au virus de se multiplier dans le pharynx et dans l'intestin. Elle atteint surtout les enfants de moins de 5 ans, en particulier par les eaux souillées de boisson ou de baignade.

La contamination se fait par les excréments humains.

La présence du virus dans les selles (deux à cinq jours après le début de l'infection) et sa persistance (pendant douze à dix-sept semaines) déterminent la phase de contagiosité de la maladie. Même les patients n'ayant aucun signe excrètent le virus dans leurs selles et sont contagieux.

Les signes sont, au début, la fièvre, la fatigue et les maux de tête. Puis le patient est pris de vomissements, d'une raideur de la nuque et de douleurs dans les membres. Une paralysie irréversible (des jambes en général) survient dans 1 cas sur 200. Dans les pays en voie de développement, entre 5 et 10 % des patients paralysés meurent lorsque leurs muscles respiratoires cessent de fonctionner.

La vaccination confère à l'enfant une protection à vie.

La vaccination fut obligatoire en 1964, année qui enregistrait 533 cas et 95 décès. Mais, attention, les vaccinations ne sont pas efficaces si les conditions de vie ne sont pas décentes : eau potable, nourriture, habitat. Là est l'essentiel.

Il existe 3 types de vaccins :

– le vaccin inactivé injectable, coûteux, impossible à utiliser dans les pays en voie de développement ;

– le vaccin oral (VPO), le plus utilisé, contient les 3 sérotypes de virus vivants, atténués suite à des mutations. Il a deux inconvénients : il est mal conservé à la température ambiante et des cas de polio associée aux vaccins apparaissent quelques jours après chez les sujets vaccinés ou des proches ;

– le vaccin trivalent *DTPolio* de Sanofi Pasteur à 6,68 € remboursé à 65 %, sans aluminium avec du formaldéhyde, est en rupture de stock. Ou le vaccin *Revaxis* à 10,21 €, remboursé à 65 %, contenant de l'aluminium et du formaldéhyde, indiqué uniquement chez l'adulte à titre de rappel et exceptionnellement à partir de l'âge de 6 ans.

Ils ont été « remplacés » par le vaccin hexavalent – sept fois plus cher – qui préviendrait les six maladies : diphtérie-tétanos-polio-coqueluche-hemophilus influenzae b et hépatite B.

À propos de la réapparition de la poliomyélite – le ou les poliovirus sauvages et le poliovirus dérivé de souches vaccinales :

– La présence d'un poliovirus sauvage de type 1 (PVS1) a été constatée au Cameroun, en Syrie, au Pakistan, en Afghanistan, en Irak et en Guinée équatoriale, mais aussi en Éthiopie, en Israël, en Somalie et au Nigeria.

Pour les voyageurs vers ces pays, il est vérifié « qu'ils sont munis d'un certificat international de vaccination fourni par l'OMS et le Registre de santé international, ou d'un équivalent qui prouve leur vaccination contre la poliomyélite ». Sinon « une dose additionnelle de vaccin, entre quatre semaines et un an avant chaque voyage international est imposée ».

Soulignons que « les vaccinations donnent une immunité presque tout de suite, mais il faut un mois pour qu'elles prennent complètement effet ».

– La polio peut réapparaître malgré le vaccin oral VPO trivalent contre les souches 1, 2 et 3 qui utilise des virus vivants affaiblis. Est en cause le PVDVc 1 ou 2 (Poliovirus de souche vaccinale).

L'OMS a reculé la perspective de l'éradication de la poliomyélite de l'an 2000 à 2018 !

Le représentant de l'OMS au Mali a signalé en septembre 2015 un cas de poliovirus circulant de type 2 dérivé du vaccin (PVDV2) : « Le pays est en état d'alerte après que les autorités de Bamako, la capitale et la plus grande ville du pays, ont détecté un cas dont la date de paralysie remonte au 20 juillet 2015. » Il s'agit d'un enfant de 19 mois, de nationalité guinéenne, dont la paralysie est survenue en Guinée environ sept jours avant son arrivée à Bamako. Le virus détecté est génétiquement lié à une souche vaccinale (PVDV2) confirmée en août 2014. « Le risque de propagation de ce virus est jugé élevé. » Ainsi voilà confirmé le fait que « les souches vaccinales qui diffèrent des souches sauvages peuvent aussi être à l'origine d'épidémies ». Selon les experts de l'OMS, l'émergence et la diffusion du PVDV2 sont liées aux « faibles taux de couverture vaccinale en Guinée ». Au moins trois campagnes de vaccination de masse ciblant les enfants de moins de 5 ans sont en cours au Mali et en Guinée, suivant les directives en vigueur.

La rage – le vaccin au moindre doute après morsure

Le responsable est le *lyssavirus*, directement « neurotrope », présent dans la salive de l'animal. Il tue encore 55 000 personnes (31 000 en Asie, 24 000 en Afrique) chaque année dans le monde. Aucun cas en France depuis 1924.

Le temps d'incubation est de quelques mois. Pasteur lui-même – comme le révèle Michel Georget – savait que « 6 à 15 % seulement des cas de morsures par un chien réellement enragé étaient suivis du déclenchement de la maladie ».

La transmission se fait par les chiens enragés, mais aussi les chauves-souris, les renards, les singes, les rats. La contamination d'homme à homme est exceptionnelle.

Les signes commencent au niveau pharyngé par des difficultés à avaler, de l'anxiété et de l'agitation. L'évolution va vers le coma et la mort par arrêt respiratoire en quelques jours ou semaines.

La vaccination avec « une sérothérapie antirabique doit être effectuée le plus rapidement possible après exposition, avant l'apparition des premiers symptômes qui signe une évolution inexorablement fatale. Il consiste en 4 ou 5 injections intramusculaires réparties sur un mois ». Son coût est de 39,19 €.

En 2011, en France, près de 4 100 personnes ont reçu un traitement après exposition.

– Le *Rabipur* de Novartis fait partie du traitement du fait de la longue période d'incubation. Non remboursé, son prix est libre. Son mode d'administration est le même que pour le vaccin suivant.

« L'animal suspect doit être l'objet d'une mise sous surveillance vétérinaire. Il doit donc être capturé (sans prise de risques inutile) ou tué (son cerveau sera analysé pour détecter le virus rabique). »

– Le vaccin rabique *Pasteur*.

* À titre préventif : 3 injections à J0, J7, puis J28 ; rappels à 1 an puis tous les cinq ans. « Cette vaccination ne protège pas totalement contre la rage, elle permet uniquement de diminuer le nombre d'injections nécessaires en cas de contamination suspectée ou avérée. »

* À titre curatif : pour les non-vaccinés, 5 injections à J0, J3, J7, J14, J28 et pour les vaccinés 2 injections à J0 et J3.

Dans l'île indonésienne de Bali, on a signalé récemment une recrudescence de la rage, entre janvier et juillet 2015, avec 18 000 cas de morsures de chien et 11 décès dus à la rage. Prudence donc aux voyageurs !

La rougeole – le vaccin dans le ROR

Le responsable est le morbillivirus. En 1910, on comptait en France 5 000 décès. Michel Georget rappelle qu'en 1983, lorsqu'on a voulu généraliser le vaccin contre la rougeole, la mortalité avait déjà diminué de 99,5 %. En 1970, elle était considérée comme maladie bénigne de l'enfance. En 1994, aux États-Unis, 30 à 50 % des cas de rougeole apparaissaient chez des sujets vaccinés. En 1985, en France, la maladie atteignait 3 % des vaccinés et en 1994, 27 % d'entre eux. Les cas mortels en augmentation s'expliquent par le plus grand nombre d'immunodéprimés (alimentation de mauvaise qualité nutritionnelle, SIDA...), ce que ne nous disent pas les statistiques.

La transmission se fait par contact direct ou par l'air, par toux et éternuement, infectant les muqueuses puis se propageant à tout l'organisme. Le virus est actif et contagieux dans l'air ou sur les surfaces contaminées pendant 2 heures.

L'incubation est de dix à douze jours.

Les signes : d'abord une forte fièvre et le nez qui coule, de la toux, des yeux rouges et larmoyants et des petits points blanchâtres sur la face interne des joues. L'éruption apparaît quelques jours plus tard sur le visage et le haut du cou. Elle atteint les mains et les pieds en trois jours, persiste cinq à six jours avant de disparaître.

Les complications concernent, avant l'âge de 5 ans, les enfants malnutris carencés en vitamine A. Chez les adultes de plus de 20 ans immunodéprimés peuvent apparaître des cécités, des encéphalites, des diarrhées sévères, des pneumonies. La rougeole pendant la grossesse peut être responsable de fausse couche.

Les complications atteignent environ 1 personne sur 6. Chez nous, on observe surtout de la diarrhée dans 6 % des cas, des surinfections respiratoires dans 7 à 9 %, jusqu'à la pneumonie dans 1 à 6 % des cas, chez les personnes immunodéprimées. Des troubles neurologiques par encéphalites sont possibles dans 1 cas pour 1 000 avec des risques de séquelles graves. La plus grave complication est la panencéphalite sclérosante subaiguë dans 1 cas pour 1 million.

Il est évident que si une telle maladie peut déclencher de telles complications neurologiques, on peut admettre que le vaccin contenant le virus vivant atténué puisse être responsable de troubles neurologiques tels que l'autisme, plus ou moins prononcé surtout si en plus il est associé aux deux autres virus atténués.

Ceux qui ont eu la maladie sont immunisés à vie.

Les vaccinations

– Le vaccin monovalent uniquement contre la rougeole : le *Rouvax*, efficace pendant vingt ans. Son coût, 5,98 €, remboursé à 65 %, constitué d'un virus vivant atténué qui ne contient pas d'aluminium ni de protéine d'œuf. Il est conseillé à l'âge de 9 mois pour les enfants qui fréquentent une crèche ou une nounou, et pour les autres à l'âge de 12 mois, sauf si la maman allaite son enfant même seulement matin et soir.

– Le vaccin bivalent contre rougeole et rubéole, *Rudi-Rouvax*, à 6,86 € de Mérieux, constitué des deux virus vivants atténués.

– Les vaccins trivalents *ROR* contre rougeole-oreillons-rubéole sont remboursés à 100 % jusqu'à 17 ans révolus. L'ordonnance doit comporter le nom, le prénom et la date de naissance de l'enfant concerné et la mention « vaccin ROR gratuit ».

Il s'agit surtout de *M-M-RVAXPRO* à 13,93 € de Sanofi Pasteur, ne contenant pas d'aluminium ni de formaldéhyde. Il est efficace contre les 3 maladies de l'enfance : rougeole, oreillons, rubéole.

Deux injections sont nécessaires (à 12 mois et entre 16 et 18 mois).

La rubéole – le vaccin dans le ROR

Le responsable est le rubivirus qui déprime le système immunitaire pendant plusieurs semaines.

L'incubation est de huit à quinze jours et jusqu'à trois semaines.

La contagion est présente la semaine qui précède l'éruption et quatre jours après celle-ci.

La transmission se fait chez l'enfant par l'air, par la toux ou les éternuements, les mains contaminées, les jouets ou chez la femme enceinte par le placenta.

Des malformations chez l'enfant sont possibles.

Les signes : c'est l'éruption cutanée qui est caractéristique, car les premiers signes sont discrets un à sept jours avant l'éruption : malaises, maux de tête, fièvre modérée, conjonctivite, augmentation de la taille des ganglions derrière les oreilles et dans la région du cou.

Chez l'enfant, l'éruption cutanée est rarement le premier signe. Elle commence sur le visage au niveau du front, puis descend vers le tronc et les membres. Ce sont de petites taches roses, plus claires que celles de la rougeole, qui peuvent se rassembler et colorer l'ensemble de la peau. L'éruption peut durer entre un et cinq jours.

Les complications hématologiques, articulaires et neurologiques

– Articulaires, sous forme de douleurs, avec inflammation, chez 70 % des femmes surtout, avec gonflement des petites et moyennes articulations des mains, des poignets, des genoux qui apparaissent dans les premiers jours de l'éruption et disparaissent en quinze jours à un mois.

– Hématologiques, avec chute majeure du taux des plaquettes à 30 000/mm^3 ou moins, on parle d'*hypoplaquettose* qui survient dix à quinze jours après l'éruption, surtout chez l'enfant.

– Neurologiques, telles l'encéphalite (inflammation du cerveau) ou la méningo-encéphalite (inflammation du cerveau et de ses enveloppes). Plus rare que l'encéphalite de la rougeole, elle survient surtout chez l'adulte.

Le SIDA : les VIH ou virus d'immunodéficience humaine – pas de vaccin

Le responsable est le *VIH* ou virus de l'immunodéficience humaine.

L'incubation est de trois à cinq semaines après la contamination.

La transmission se fait par voie sexuelle (quelle que soit l'orientation), ou sanguine (transfusion, drogue…).

Des chiffres toujours inquiétants pour l'OMS : « 1,5 million de personnes sont mortes à cause du SIDA en 2013, 10 millions attendaient un traitement et 19 millions ignoraient leur séropositivité. Des études notent aussi une résurgence de l'épidémie en Europe occidentale, Amérique du Nord et Asie, notamment chez les homosexuels. Pour que le SIDA ne soit plus une menace pour la santé publique, objectif de l'ONU pour 2030, il faudrait y consacrer 36 milliards de dollars par an selon le rapport. L'effort actuel est de quelque 19 milliards. »

Les réservoirs à virus sont évidemment des sources à éliminer, car ils empêchent la guérison définitive. « Le virus est à l'état dormant et les cellules CD4 ou T4 infectées ne sont pas reconnues par le système immunitaire. L'infection est dite latente, et rapidement réactivée à l'arrêt du traitement antirétroviral. La réactivation intentionnelle des réservoirs permettrait de rendre accessible au traitement l'ensemble des cellules infectées. »

Les signes apparaissent dans les quinze jours qui suivent la contamination avec la fièvre, des éruptions, une fatigue générale faite d'inquiétude et des troubles digestifs avec diarrhée. Les spécialistes ont synthétisé en 10 signes possibles :

1. Fièvre : une forte fièvre ne répondant pas aux médicaments usuels peut être un signe qui doit inquiéter. 2. Maux de gorge : des maux de gorge persistants peuvent être un indicateur précoce de l'infection par le VIH. 3. Douleurs physiques : courbatures, muscles raides... Ces symptômes sont similaires à ce que l'on ressent lorsque l'on a une grippe. S'ils restent sur la durée, il faut immédiatement consulter un médecin. 4. Toux persistante : cette toux ne répond généralement pas aux médicaments habituels (antibiotiques et antitussifs). 5. Gonflement des ganglions lymphatiques : 67 % des personnes atteintes de VIH constatent un gonflement des ganglions. Cela se produit généralement dans le cou, sous les bras et dans la région de l'aine. 6. Des maux de tête : 50 % des personnes infectées par le VIH ressentent des migraines comme symptôme. Pour 27 % d'entre elles, ces céphalées deviennent chroniques et intenses. 7. La perte de poids brutale chez les personnes infectées par le VIH est beaucoup plus évidente avec la progression de la maladie. 8. Fatigue : si beaucoup de gens souffrent de fatigue chronique, certains ne réalisent pas que cela peut être dû au VIH. La fatigue chronique est un type de fatigue spécifique qui ne peut être soulagée par le repos. 9. Éruptions cutanées : plusieurs

peuvent apparaître chez les personnes infectées par le VIH telles que des cloques, des boutons rouges ainsi que des herpès qui traduisent l'immunodéficience. 10. Aucun symptôme : le symptôme le plus dangereux du VIH, c'est de n'avoir aucun symptôme ! Si vous pensez que vous êtes en risque d'attraper le VIH, faites-vous tester. Le plus tôt est toujours le mieux !

Les vaccins : à chaque Sidaction, on nous parle de nouveaux vaccins à l'essai afin de collecter des fonds pour la recherche et l'aide aux malades en France et dans le monde :

– *Biosantech,* un vaccin qui s'attaque directement au virus.
– *InnaVirVax,* un vaccin pour aider les globules blancs.
– *Theravectys,* un virus inoffensif qui s'attaque au VIH.

L'Agence nationale de recherche sur le SIDA et les hépatites virales (ANRS) et le Vaccine Research Institute (VRI), avec l'appui des associations de patients, soutiennent des projets de recherche innovants depuis 1988 et ont déjà reçu des sommes considérables.

Au moment de la publication de ce livre, aucun d'entre eux n'a fait la preuve de son efficacité en matière de prévention du SIDA ou de traitement de la maladie.

La varicelle et le zona – un vaccin préventif de la varicelle et du zona

La varicelle

Le responsable est l'herpèsvirus ou virus zostérien[114], responsable de la varicelle dans l'enfance, et du zona à l'âge adulte. Le virus s'installe à vie, bloqué – grâce au système

114. Du latin *zoster*, « zona », venant lui-même du grec ancien ζωστήρ, « ceinture ».

immunitaire – dans les ganglions nerveux présents à la sortie des nerfs partant de la moelle épinière entre chaque vertèbre.

La transmission: quand le système immunitaire est défaillant dans telle ou telle zone du corps, le virus est réactivé et sort du ganglion en suivant les voies nerveuses.

C'est pour cette raison que, face à un zona, il faut toujours rechercher une cause plus profonde sur le métamère[115] correspondant au zona par l'examen clinique et l'imagerie (scanner ou IRM).

Le zona peut atteindre toute personne ayant déjà eu la varicelle dans sa vie, soit environ 95 % de la population française.

L'incubation est de quatorze à seize jours, au maximum de dix à vingt-et-un jours et l'enfant reste contagieux jusqu'à ce que les éruptions soient sèches, cicatrisées.

La contagion débute de vingt-quatre heures à cinq jours avant l'éruption cutanée et dure tant que les boutons ne sont pas secs. Elle se transmet par simple contact avec les cloques non séchées. Ce peut être par la salive ou par contact d'un objet ou d'un aliment.

Les signes sont d'abord de la fièvre et des maux de tête et dans le même temps des éruptions sur le cuir chevelu, le tronc et le visage. L'éruption sur la peau est typique, apparaissant dans l'ordre macules, papules et vésicules, n'évoluant pas en même temps, contrairement à la variole.

Le vaccin anti-varicelle est disponible en France depuis 2004 (*Varivax/Varilrix*) – uniquement pour les personnes n'ayant jamais eu la varicelle, enfant après 1 an, et adulte, interdit aux femmes enceintes et aux immunodéprimés –, il

115. Le corps humain est constitué de segments ou métamères qui se présentent comme les feuilles d'un millefeuille, les uns sur les autres. Il y a les cervicaux, les thoraciques, les abdominaux et les pelviens.

coûte 40,22 €, remboursable à 65 %. Il est recommandé aux personnels au service de la petite enfance. Aux États-Unis, en cinq ans, la vaccination des enfants aurait diminué l'incidence de varicelle de 75 %.

Le vaccin n'est pas indiqué pendant la grossesse, comme tous les vaccins vivants atténués. Il ne faut pas débuter une grossesse pendant un délai minimum de 4 semaines après la vaccination.

Le zona

Les signes : une petite fièvre avec fatigue, des maux de tête, et de manière unilatérale une sensation de brûlure, de picotement avec démangeaisons apparaissent dans la zone d'émergence du nerf atteint et tout au long de son trajet. Puis l'éruption se met en place sous forme de plaques rouges parsemées de vésicules dans des zones correspondant au trajet du nerf atteint par le virus.

– Si c'est un nerf intercostal, l'éruption est au niveau du buste.

– Si c'est un nerf crânien, au niveau du cou et du cuir chevelu ou même de l'œil (le zona ophtalmique est le plus fréquent : 5 à 15 % de tous les zonas). Il peut créer une paralysie faciale plus ou moins définitive.

– Si c'est au niveau de la ceinture ou plus bas, on recherchera par scanner abdomino-pelvien une anomalie en profondeur.

Au bout de quelques semaines, ces éruptions finissent par sécher et disparaître. Mais la douleur peut persister, c'est ce qu'on appelle des « douleurs post-zostériennes ».

Le vaccin en une seule injection contre le zona, *Zostavax* de Sanofi Pasteur, est un vaccin vivant atténué. Il ne contient pas d'aluminium, mais de la gélatine et de la néomycine, donc il est contre-indiqué pour les allergiques à ces produits. Il est destiné à renforcer les cellules de défense, les lymphocytes T, qui seraient capables de maîtriser le virus l'empêchant de se répliquer et d'attaquer. Il est fortement contre-indiqué chez les personnes immunodéprimées chez lesquelles le zona peut se généraliser parce que le vaccin est constitué du virus atténué, donc pas totalement inactif.

Le coût de la vaccination est estimé très cher, à 137,50 € : 125 € pour le vaccin auquel il faut ajouter une demi-consultation à 12,50 € pour l'injection. Il est remboursé par l'Assurance maladie « pour les adultes âgés de 65 ans à 79 ans avec un schéma vaccinal à une dose (arrêté du 5 juin 2015) ».

Le Haut Conseil de santé publique recommande « la vaccination contre le zona chez les adultes âgés de 65 à 74 ans révolus avec un rattrapage limité à une année pour les personnes âgées de 75 à 79 ans révolus selon l'AMM du vaccin : schéma vaccinal à une dose et contre-indication chez les immunodéprimés ».

Le zona maternel, après l'accouchement, n'est pas une contre-indication à l'allaitement tant que l'éruption n'intéresse pas les seins.

La variole ou petite vérole[116] – éradiquée dans le monde depuis 1980

Le responsable est le virus de la variole de la famille des *poxviridae*, du genre *orthopoxvirus*.

116. Du mot latin *varus* qui signifie « pustule » et *varius* « moucheté ». La variole est un « mouchetage de pustules ».

L'incubation est de douze à quatorze jours avec des extrêmes de sept à dix-sept jours.

La transmission se fait par contact direct, le virus très contagieux envahissant la zone oropharyngée ou les voies respiratoires. Il migre ensuite vers le système immunitaire lymphatique où il se multiplie, se propageant de cellules en cellules, jusque dans le système circulatoire. C'est alors que la peau est la plus touchée. La contagion est possible jusqu'à disparition totale des croûtes. La contagion est possible à distance par les gouttelettes des éternuements et par tous les linges de la personne atteinte. Le virus peut aussi se transmettre par une personne récemment vaccinée, mais la maladie heureusement reste bénigne. La maladie est immunisante à vie.

Les signes : d'abord de la fièvre avec maux de tête et nausées pendant quelques jours, puis dans 80 à 90 % des cas, l'éruption cutanée – taches rouges devenant des vésicules puis des pustules caractéristiques qui deviennent croûteuses, sur tout le corps ou presque seulement sur le visage et les paumes des mains ou très clairsemées. Si la personne est vaccinée, il y a de la fièvre, mais pas d'éruption. L'éruption plate ou hémorragique (peau et muqueuses) est de très mauvais pronostic. Un malade sur cinq ou sur trois pour les adultes peut en mourir. Elle peut laisser des séquelles à vie, souvent le visage « grêlé ».

La vaccination qui était obligatoire ne l'est plus depuis 1979, la variole étant considérée comme éradiquée de la planète depuis 1980.

La maladie zika (forêt en Ouganda) – pas de vaccin

Le responsable est le virus zika (ZIKV), un *arbovirus* du genre *flavivirus*, responsable de la fièvre Zika. « Fin 2013, les services sanitaires de Polynésie française estiment que

32 000 personnes ont été touchées par le Zika sur une période d'environ trois mois, soit un cinquième de la population totale. »

On le trouve dans les régions tropicales d'Asie et d'Afrique. Lors d'une épidémie sur les îles Yap, en Micronésie[117], il a atteint près des trois quarts des habitants de l'île. L'importance des voyages professionnels et touristiques montre qu'il n'est pas impossible que le virus Zika arrive en France à partir des quatre départements d'outre-mer. C'est ce qu'estime déjà le Haut Conseil à la santé.

L'incubation est de trois à douze jours.

La transmission se fait par le moustique « tigre », *aedes albopictus* infecté, et entre humains par voie sexuelle. C'est ce même moustique qui est capable de transmettre la dengue et même le chikungunya.

Les signes : une fièvre avec éruption cutanée débutant sur le visage puis s'étendant au reste du corps, parfois prurigineux, et maux de tête, douleurs articulaires des petites articulations des chevilles et des mains. Spontanément résolutifs en quatre à sept jours, mais ils peuvent se compliquer par un syndrome de Guillain-Barré[118]. Quand il est grave, on observe des troubles de la déglutition et de la respiration.

Aucun vaccin n'existe actuellement.

---

117. Les États fédérés de Micronésie sont composés de 607 îles réparties sur 2 900 km à travers l'archipel des îles Carolines dans le Pacifique. Les îles sont divisées en quatre États : Yap, Chuuk, Pohnpei et Kosrae.

118. Ce syndrome est une maladie auto-immune à traduction neurologique atteignant le système nerveux périphérique : fatigue générale, faiblesse des membres inférieurs et supérieurs, parfois jusqu'à la paralysie, avec souvent réduction de la sensibilité en « gants » et en « chaussettes ». Il guérit en général en quelques semaines sans séquelles.

Les 8 maladies dues à des parasites

L'amibiase – pas de vaccin

Le responsable : le parasite *entamoeba histolytica* passe par voie digestive et se développe dans l'intestin grêle puis le colon, pour être rejeté à l'extérieur dans les matières fécales. Dans les pays chauds et humides, c'est la maladie du *péril fécal*.

La transmission se fait entre humains par voie oro-fécale. C'est la maladie des mains sales, indirectement par des aliments ou l'eau, contaminés par des matières fécales qui contiennent des kystes amibiens.

L'incubation est silencieuse, de durée variable, de quelques semaines à plusieurs années.

Les signes : la fièvre et la fatigue générale, des signes de gastro-entérite, des diarrhées nombreuses, douloureuses et sanglantes. Il s'agit de la dysenterie amibienne, qui peut aller jusqu'à des ulcères par destruction de la paroi intestinale, et, dans les formes plus graves, on peut observer des abcès au niveau du foie, des poumons et même du cerveau. 40 000 à 100 000 personnes en meurent chaque année.

Il n'existe pas de vaccin à l'heure actuelle.

La bilharziose[119] ou schistosomiase – pas de vaccin

Le responsable est un ver consommateur de sang (hématophage), le schistosome. Présent en Afrique, en Amérique du Sud, en Asie et autour de la Méditerranée. Au total 180 millions d'individus sont atteints, et l'on compte jusqu'à 280 000 décès chaque année.

119. Théodore Maximilian Bilharz (1825-1862), parasitologue allemand.

La transmission se fait par les baignades dans les rivières polluées contenant des schistosomes, qui créent des démangeaisons avec inflammation cutanée au niveau des pieds. L'atteinte vésicale est fréquente, conduisant au cancer de la vessie de mauvais pronostic. En Égypte, la moitié des cancers de l'homme est au niveau vésical, lié à la bilharziose.

La maladie est chronique, avec légère anémie, malnutrition et, progressivement, atteinte du foie et de la rate, ce qui détruit les défenses immunitaires et facilite l'infection par le VIH (SIDA).

Une prévention originale : les crevettes.

Selon Giulio de Leo, professeur de biologie à l'université de Stanford, « les crevettes d'eau douce s'attaquent aux escargots et limaçons porteurs des vers parasites qui sont éliminés par ces crustacés dont l'organisme ne peut les tolérer. [...] Ces crustacés peuvent offrir une synergie entre les efforts au niveau local dans les pays pauvres pour lutter contre cette maladie parasitaire et le développement d'une nouvelle activité économique basée sur l'aquaculture ».

Il n'existe pas de vaccin actuellement.

L'echinococcose[120] – pas de vaccin

Le responsable est l'*echinococcus granulosus* (ver plat du chien) responsable de l'échinococcose hydatique et l'*echinococcus multilocularis*, responsable de l'échinococcose alvéoaire, beaucoup plus grave. La larve se développe dans le foie humain ou dans tout autre organe.

120. Du grec ἐχῖνος *ekhînos* ou ἐχίνος *ekhínos*, « hérisson », « oursin » et κόκκος *kókkos*, « pépin », « grain », et le suffixe *-ose*, « maladie ».

La transmission se fait à partir des œufs du parasite ingérés, présents dans les déjections des animaux, chien, chat et renard, provenant surtout de ceux des moutons. C'est le cercle « chien-mouton-chien » qui est en cause. Le renard libère essentiellement l'*echinococcus multilocularis*. Ces œufs sont sur les végétaux et baies sauvages souillés par les déjections des animaux. Ces œufs sont détruits par la cuisson.

L'incubation : la larve met plusieurs années, cinq à quinze ans, à se développer dans le foie, mais aussi dans tout autre organe. Nous avons pu opérer des kystes hydatiques de la thyroïde, des poumons, de la rate, des reins quand nous étions jeune chirurgien en coopération au Maroc. D'autres organes peuvent être atteints : plus rarement les os, les muscles, le système nerveux central et même les yeux.

Les signes : l'évolution de la maladie se fait lentement, jusqu'à l'apparition d'un gros foie qui peut être à l'origine de douleurs et de fièvre quand le kyste hydatique a tendance à se rompre par fissuration.

Un vaccin proposé par l'OMS utilisant « un antigène recombinant issu d'*E. granulosus* est à l'essai chez le mouton, en vue de son évaluation et de sa commercialisation potentielle pour empêcher l'infection des agneaux par ce germe. Ce vaccin pourrait compléter les mesures de lutte telles que le traitement des chiens et l'abattage des moutons vieillissants ».

La gale[121] ou gale sarcoptique – pas de vaccin

Le responsable est l'*acarien sarcoptes scabeiei hominis*, parasite contagieux.

121. Du latin *galla*, « galle des arbres », maladie des végétaux qu'on a transportée aux hommes et aux animaux.

L'incubation est de trois semaines, mais plus courte en cas de re-infestation.

La transmission se fait par contact direct entre humains, mais aussi de l'animal à l'homme. Le parasite pénètre la superficie de la peau. 300 millions de personnes sont concernées dans le monde.

On peut la voir à tous les âges, y compris chez le nourrisson et, contrairement à son image sociale liée à la pauvreté, elle se voit aussi chez les gens propres.

Chez l'adulte, elle est considérée comme une infection sexuellement transmissible. Elle peut se développer sous forme d'épidémie dans les collectivités (personnes âgées et immunodéprimées).

Les signes sont surtout cutanés, avec démangeaisons qui augmentent la nuit, créant des lésions de grattage, pouvant créer des sortes de sillons entre les doigts, au niveau des poignets, des coudes, de l'ombilic, sur les fesses, l'intérieur des cuisses, les zones génitales, le mamelon.

– Chez le nourrisson, le visage peut être atteint ainsi que les aisselles, les mains et les pieds.

– Chez les gens propres, il faut y penser devant un prurit diffus persistant.

– Chez les immunodéprimés (VIH-SIDA), elle peut être diffuse.

– Chez certaines personnes, elle peut être diffuse sur tout le corps de la tête aux pieds.

Elle peut s'infecter avec du staphylocoque, on parle alors d'*impétigosisation.*

La prévention des récidives : dès que le traitement est administré, les vêtements portés au cours de la dernière semaine et la literie doivent être lavés à 60 °C.

Le paludisme[122] – vaccin encore en attente

Le responsable est le *plasmodium falciporum* qui sévit surtout en Afrique. C'est le plus dangereux. Existent aussi les *plasmodium vivax, plasmodium malariae, plasmodium ovale, plasmodium knowlesi.*

La transmission se fait par des piqûres de moustiques anophèles infectés qui piquent entre le crépuscule et le petit matin. Ils « préfèrent » l'homme aux animaux quand s'associent pluies, température et humidité.

Le paludisme a tué en 2013 entre 350 000 et 755 000 personnes, essentiellement des enfants africains. Chaque minute, un enfant meurt du paludisme. Les voyageurs non immunisés arrivant de régions sans paludisme sont plus vulnérables s'ils sont infectés.

L'incubation est de sept à quinze jours après la piqûre infectante.

L'immunisation s'obtient par des années d'exposition, mais n'est jamais totale. D'où l'atteinte beaucoup plus fréquente des enfants dont le système immunitaire n'est pas en place avant 1 000 jours après la conception et reste fragile jusqu'à la cinquième année.

Les signes : des épisodes de fièvre caractéristiques avec maux de tête, frissons, vomissements. Il faut être immédiatement traité pour éviter une évolution qui peut être mortelle, par détresse respiratoire et atteinte cérébrale. Avec *P. vivax* et *P. ovale* des rechutes sont possibles des semaines ou des mois plus tard avec atteinte du foie. Chez les femmes enceintes, on observe des taux élevés de fausses couches et de prématurité et, parfois, le décès maternel.

122. Du latin *paludis*, « marais ».

La prévention en zone endémique passe par les insecticides, les moustiquaires imprégnées d'insecticides, distribuées dans des programmes de santé publique. Il y a aussi la pulvérisation d'insecticides nouveaux à effet rémanent dans les habitations.

La vaccination contre le paludisme n'existe pas encore, mais un vaccin expérimental contre *P. falciparum*, connu sous le nom de RTS,S/AS01 est proche de sa validation par l'OMS.

Cent milliards de dollars sont réclamés par les autorités pour éradiquer la maladie, d'ici 2030. D'après l'OMS, cela éviterait 3 milliards de cas et sauverait plus de 10 millions de vies.

La phtiriase[123] ou pédiculose due à des poux[124]

Les responsables : trois types de poux appartenant à la famille des *pediculidae* peuvent parasiter l'homme : le pou de tête (*pediculus humanus capitis*), responsable de la pédiculose du cuir chevelu ; le pou du pubis (*phtirius inguinalis* ou *morpion* – de pou qui mord, en latin *pedione*, du latin *pedis)* et aussi responsable de la phtiriase humaine transmise sexuellement par le pou de corps (*pediculus humanus corporis*) agent de la pédiculose humaine corporelle.

L'incubation est de trois à quatre semaines après la piqûre.

La transmission se fait de peau à peau et à partir des plis des vêtements où chaque femelle de pou pond quelques œufs qui éclosent sept à dix jours après la ponte. Du vêtement ils vont sur la peau de l'hôte pour se nourrir de son sang, on les dit « hématophages », se nourrissant cinq fois par jour en

123. Du grec φθειριαω, « être pouilleux ».

124. Desenclos J.-C. et al., « Les infections humaines transmises par les poux », *Médecine et maladies infectieuses 41* (2011) 295-300, Elsevier Masson France.

moyenne. Ils peuvent vivre jusqu'à un mois. Ils touchent des populations très pauvres vivant dans de très mauvaises conditions sanitaires, en particulier les SDF des grandes villes.

Les signes sont d'abord sur la peau au niveau de la piqûre du pou. Elle provoque une réaction allergique sous forme d'une papule irritante qui démange et peut s'infecter. Une hyperpigmentation cutanée généralisée nommée « mélanodermie des vagabonds » est classique.

Mais, selon le président des dermatologues français, 2 à 20 % des enfants scolarisés seraient concernés, d'où sa demande de remboursement des produits par l'assurance maladie.

Il n'y a pas de vaccin, ce sont les règles d'hygiène élémentaire qui sont essentielles, avec prise en charge médico-sociale pour les personnes en grandes difficultés. Les traitements contre ces parasites sont utilisés depuis si longtemps que leurs caractéristiques génétiques (ADN) se sont modifiées. Les *pyréthrinoïdes* ne marchent plus. Les poux ainsi traités prolifèrent. De nouveaux traitements devront être mis au point.

En France, les dermatologues recommandent le *malathion*, mais c'est un produit organophosphoré, classé par l'OMS comme probablement cancérigène.

La trichomonose uro-génitale – pas de vaccin

Le responsable est le *trichomonas vaginalis*, protozoaire vivant exclusivement dans les voies génito-urinaires, première cause d'infection sexuellement transmissible. On trouve souvent associés à cette infection le *candida albicans* et/ou le gonocoque.

L'incubation dure entre trois et vingt-huit jours, en moyenne sept jours.

La transmission se fait surtout par les hommes le plus souvent porteurs sains, n'ayant aucun signe. Le taux de transmission lors d'un rapport sexuel est de 80 %. Chez la femme, le *trichomonas* est présent dans toute la sphère génitale et tout l'appareil urinaire ; chez l'homme, le gland, le prépuce, la prostate et l'urètre prostatique et pénien avec émission de liquide purulent à l'extrémité.

20 à 25 % des jeunes femmes de 16 à 35 ans sont atteintes.

Les signes : c'est la plus prurigineuse des vaginites avec des pertes mousseuses, blanc-verdâtres abondantes et malodorantes. Les difficultés sexuelles sont maximales (dyspareunie).

Chez l'homme, il n'y a pas de signe dans 90 % des cas. S'il y a inflammation de l'urètre, elle crée des brûlures en urinant, pas plus.

La vaccination n'est pas au point malgré deux tentatives.

La trypanosomiase humaine africaine (maladie du sommeil) – pas de vaccin

Le responsable est un parasite, le protozoaire, appartenant au genre *trypanosoma brucei gambiense*, responsable de plus de 98 % des cas de maladie du sommeil. On retrouve cette maladie dans 24 pays d'Afrique de l'Ouest et d'Afrique centrale. Le *trypanosoma brucei rhodesiense* se retrouve dans 13 pays d'Afrique orientale et australe. En Amérique latine, c'est la maladie de Chagas, observée en Guyane, dans les régions fluviales de l'Oyapock et du Maroni, due à *trypanosoma cruzi* (*T. cruzi*). En Guyane, on a observé une transmission par transfusion sanguine, si dangereuse, que, en 2005, la préfecture a interdit le don du sang. Le chien domestique, sensible à *T. cruzi*, constitue un réservoir certain.

L'incubation est d'environ une semaine.

La transmission à l'homme se fait par la piqûre d'une glossine, ou mouche tsé-tsé (du genre *glossina*), elle-même infectée à partir d'êtres humains ou d'animaux porteurs de parasites pathogènes. La maladie se propage dans des zones allant du simple village à une région tout entière, l'intensité de la maladie variant d'un village à l'autre.

La maladie de Chagas (Carlos Justiniano Ribeiro Chagas – 1879-1934) se transmet par des arthropodes proches des punaises, appartenant à la famille des *reduvidae*. Les insectes infectés peuvent transmettre à de nombreux mammifères au cours d'un repas de sang. La contamination mère-enfant est possible car le trypanosome peut franchir la barrière placentaire et infecter le fœtus. Des infections se sont produites en laboratoire par piqûre accidentelle avec des aiguilles contaminées et la transmission du parasite par contact sexuel est possible.

Les signes sont infectieux, neurologiques et même digestifs.

Au début, les trypanosomes se multiplient dans les tissus sous la peau, puis dans le système sanguin et lymphatique. Cette phase se caractérise par des poussées de fièvre, des céphalées, des douleurs articulaires et un prurit.

Au cours de la seconde phase, le parasite franchit la barrière hémato-encéphalique et envahit le système nerveux central. C'est la phase neurologique ou méningo-encéphalique, avec l'apparition des signes et symptômes manifestes de la maladie : modification du comportement, état confusionnel, troubles sensoriels et mauvaise coordination. Les troubles du sommeil (sommeil de jour et agitation de nuit), à l'origine du nom de la maladie, sont une caractéristique importante de la seconde phase. Sans traitement, la maladie du sommeil est mortelle, mais il existe des porteurs sains.

Dans la maladie de Chagas, l'infection débute une semaine environ après la piqûre infectante, avec des signes locaux au niveau du point d'entrée des parasites et des ganglions de la région. Puis apparaissent fièvre, malaise, manque d'appétit, œdème de la face et des extrémités inférieures. Certains patients développent une méningo-encéphalite de mauvais pronostic ou une myocardite sévère. Cette phase aiguë est suivie d'une phase de latence asymptomatique qui dure des années, voire des décennies.

L'âge moyen des complications se situe entre 35 et 45 ans, avec des problèmes cardiaques (cardiopathie chagasique), des troubles digestifs avec méga-œsophage ou mégacôlon. En 2013, l'OMS et la fondation Bill et Melinda Gates ont signé un accord pour soutenir et mettre en place des stratégies novatrices de dépistage des cas et de surveillance, afin de parvenir à une élimination durable de la trypanosomiase à *T. gambiense*.

Il n'existe pas de vaccin actuellement.

Les 2 maladies dues à des champignons, dites « fungiques » ou « mycobactériennes »

Les candidoses ou mycoses – pas de vaccin

Le responsable est le *candida albicans* qui fait partie de la microbiotique naturelle du tube digestif. C'est donc une levure utile. C'est sa multiplication anarchique dans telle ou telle partie du corps – tube digestif, voies génitale et/ou urinaire, peau – qui crée la maladie.

La période d'incubation est inconnue.

Les signes sont soit sur la peau, soit à l'intérieur du corps.

La mycose est donc une infection soit de l'enveloppe du corps (peau, poils, ongles…), soit de l'intérieur au niveau des muqueuses digestives (buccales puis gastro-intestinales), vaginales, urinaires :

– Au niveau de la bouche, on parle de « muguet ». La bouche est pâteuse avec des dépôts blanchâtres typiques et parfois des lésions aux coins des lèvres.

– Au niveau de la peau : des plaques rouges, des démangeaisons, parfois des croûtes et même des sortes de pustules.

– Au niveau digestif, c'est surtout d'abord au niveau œsophagien qu'apparaissent des brûlures œsophagiennes fort gênantes et douloureuses dès la déglutition. S'associent des troubles intestinaux et coliques.

– Au niveau vaginal : brûlures et douleurs lors des rapports sexuels.

– Au niveau urinaire, il s'agit de cystite, d'infection rénale (pyélonéphrite) avec un état infectieux sévère, les *candidas albicans* étant présents dans le sang (*fungémie* ou *candidémie*).

L'immunodépression, le diabète et les traitements des cancers ou des maladies auto-immunes, les maladies nécessitant réanimation et soins intensifs où les antibiothérapies multiples déstabilisent la flore intestinale et favorisent ainsi fortement la multiplication des *candida* et donc les *candidoses*.

Pas de vaccin disponible actuellement.

La teigne du cuir chevelu, mycose des cheveux et des poils – pas de vaccin

Le responsable est la dermatophytose due au *trichophyton tonsurans* ou au *microsporum canis*.

L'incubation est de deux à trois semaines après le contact infectant.

La transmission se fait d'enfant à enfant ou d'animal à homme, par le chat en particulier, qui transmet le *microsporum canis.*

Les signes : ce sont des zones arrondies, rougeâtres qui se recouvrent d'une sorte de croûte grisâtre, avec des cheveux très courts qui cassent très facilement à la racine. Des démangeaisons locales peuvent entraîner des lésions de grattage et des surinfections.

Il n'existe pas de vaccin actuellement.

Les infections pendant la grossesse et leurs risques pour l'enfant

Les transmissions materno-fœtales, bactériennes, virales ou parasitaires existent. Elles peuvent être à l'origine d'anomalies congénitales chez le nouveau-né en plus des troubles de la grossesse elle-même. Nous renvoyons le lecteur à chaque maladie infectieuse à risques que nous avons présentée par ordre alphabétique en soulignant les troubles qui atteignent le fœtus ou le nourrisson.

– **Le cytomégalovirus (CMV)** : le risque de malformation est important toute la grossesse dans 10 à 15 % des cas, avec des risques de séquelles neurosensorielles (surtout surdité partielle), alors que l'atteinte de la mère ne donne aucun signe.

– **La grippe saisonnière habituelle** augmente simplement les risques d'accouchement prématuré.

– **L'herpès (HSV)** : les risques sont sérieux pour le nouveau-né s'il est infecté lors de la naissance. La césarienne est l'une des mesures de prévention.

– **La listériose** peut être en cause dans la fausse couche, l'accouchement prématuré, une détresse respiratoire dans les jours qui suivent la naissance.

– **Le parvovirus B39** : les conséquences sont graves pendant le premier trimestre de la grossesse : fausse couche, malformation avec œdème généralisé. Le risque malformatif reste faible, inférieur à 1 %.

– **Le paludisme** de la mère enceinte modifie les échanges placentaires, une diminution des échanges materno-fœtaux crée une hypoxie chez le fœtus. Selon l'âge de la grossesse, une fausse couche est possible avec mort fœtale *in utero*, ou retard de croissance.

– **La rougeole** augmente les risques maternels de complications pulmonaires et, par altération de la circulation placentaire, celui d'accouchement prématuré. Les rougeoles congénitales et néonatales sont associées à un risque augmenté de survenue de panencéphalite subaiguë sclérosante de l'enfant. La vaccination est contre-indiquée chez les femmes enceintes. Aucun cas d'embryofœtopathie liée au vaccin n'a été rapporté dans la littérature.

– **La rubéole** : le risque important de malformation du bébé se situe surtout pendant le premier trimestre de la grossesse. La principale conséquence est une surdité, une cataracte, des anomalies cardiovasculaires et cérébrales (microcéphalie). Si l'atteinte a eu lieu pendant le premier trimestre, 80 % des fœtus sont atteints. Pendant le deuxième trimestre, 50 % des fœtus sont atteints et ont une surdité. Au-delà du quatrième mois, les anomalies sont rares, au maximum un retard de croissance.

– **Le SIDA** : il y a risque de transmission du virus de la mère à l'enfant surtout pendant l'accouchement dans 75 %

des cas. La contamination fœtale est exceptionnelle avant le 5e mois de grossesse.

– **Le streptocoque B** est cause de faible poids à la naissance et de mortalité chez le nouveau-né.

– **La syphilis congénitale** s'observe dans un tiers des cas d'atteinte maternelle. Il s'agit de mort fœtale *in utero*, d'accouchement d'un fœtus macéré, d'une prématurité ou d'un nouveau-né présentant des lésions syphilitiques.

– **La toxoplasmose**: les lésions sont graves pour le bébé mais dépendent du trimestre de la grossesse.

* Au premier trimestre: la contamination est rare car seulement 5 % des mères qui ont la maladie la transmettent. Le parasite s'attaque à un système nerveux central en plein développement. Si le bébé survit, des séquelles très sévères sont à prévoir.

* Au deuxième trimestre: la contamination est plus fréquente, 40 % des cas. Le cerveau peut être atteint, mais moins souvent. Les troubles oculaires sont plus fréquents.

* Au troisième trimestre: la contamination est encore plus fréquente. 60 % des infections sont transmises mais le système nerveux central est généralement indemne. Seuls les yeux peuvent être touchés jusqu'à la cécité.

– **La varicelle (VZV)** : elle est grave chez la femme enceinte et peut avoir des conséquences sur le bébé. On compte 62 % d'atteinte fœtale conduisant à une mortalité de 30 %. La fœtopathie varicelleuse ou *fetal varicella syndrome* (FVS) est de pronostic sévère. On observe des anomalies cutanées suivant une distribution en métamères, des anomalies neurologiques, ophtalmologiques ou musculo-squelettiques.

VI

Les stratégies de santé publique face aux endémies, épidémies, pandémies

Ces stratégies sont destinées à des populations plus ou moins nombreuses, pas à des individus.

Évidemment, considérer que vacciner une population, c'est protéger tous les individus de cette population de la maladie n'est pas vrai. C'est ce que l'on essaie de faire croire au plus grand nombre, en considérant ce qu'on appelle le rapport bénéfices/risques. Ce rapport n'a pas de valeur car il ne peut être que positif, lorsqu'on oppose le nombre de personnes vaccinées au nombre de ceux qui ont mal supporté la vaccination.

Les non-malades, parmi les vaccinés, ne le sont pas nécessairement grâce aux vaccins, mais plus simplement grâce à l'hygiène publique, individuelle et familiale, qui reste d'une extrême importance. Elle est même prioritaire partout dans le monde.

Bien sûr, ce n'est pas ce qui nous est dit et répété régulièrement sur les ondes par les experts de la vaccination et les journalistes directement ou indirectement affiliés aux laboratoires pharmaceutiques. Ils reçoivent les informations des fabricants et sont gentiment chargés de les re-transmettre au plus grand nombre. Bientôt, on proposera le *vaccin universel* qui évitera toutes les maladies, quels que soient les comportements. Ce ou ces vaccins de rêve, en une seule injection, permettront tous les comportements bien connus pour être dangereux pour la santé. Tout sera non seulement permis mais même conseillé : le tabagisme, les drogues et addictions de toutes sortes. Cette logique dite de « santé publique » est absurde et très coûteuse pour les populations des pays développés. C'est vers la logique de responsabilité qu'il faut évoluer. Il faut éduquer les populations des pays pauvres à développer d'abord l'hygiène individuelle et collective.

Les protections immunitaires grâce à l'hygiène publique

Il s'agit des réseaux d'eau potable, de l'amélioration de l'habitat, des qualités des produits alimentaires, et des installations sanitaires.

Dans le rapport des statistiques mondiales de 1974 (t. 27, n° 5), l'OMS déclare : « On peut se demander si l'abaissement du taux de mortalité n'a pas été trop aisément attribué à l'action sanitaire (médicaments et vaccins)... Le développement économique a probablement contribué plus efficacement que la santé publique et la médecine clinique à réduire la mortalité. » L'extrême pauvreté restait la plus grande cause de mortalité en 1995.

Signalons la qualité de l'eau (adductions et réseaux des eaux usées), qui a permis d'éradiquer la typhoïde, l'hépatite A, la polio, le tétanos, les gastro-entérites des rotavirus et bien d'autres maladies transmises par des eaux souillées ou les leptospiroses, bilharzioses dans nos pays.

Il faut ajouter l'éducation à la santé à l'école et dans les établissements publics. Même si elle a progressé, elle n'est pas encore suffisante chez beaucoup de jeunes et plus encore pour les populations migrantes qui arrivent avec des conditions de précarité majeures.

Quant à affirmer, comme le fait le Haut Conseil de santé publique, que « l'action de santé publique la plus efficace a été, est et sera la vaccination », c'est évidemment le pas franchi par les fabricants, les conseillers de politiques et les vaccinologues. Mais rien n'est moins sûr !

Les gains les plus spectaculaires en matière de santé publique sont d'abord l'amélioration des conditions de vie, la disparition de la pauvreté et de la saleté des lieux de vie.

En voici 3 exemples parfaitement présentés et de façon détaillée par Michel Georget[125] :

– l'importance de la qualité de l'eau et la disparition de la typhoïde ;

– la disparition de la poliomyélite qui n'est pas due seulement à la vaccination ;

– l'inutilité des vaccins contre les rotavirus si la mère allaite intégralement l'enfant, comme l'OMS le recommande.

125. Georget M., *L'apport des vaccinations à la santé publique – La réalité derrière le mythe*, éditions Dangles, 2014.

Les vaccins pour stimuler les défenses immunitaires

La vaccination, une protection individuelle et collective

L'organisme – quel que soit son état de santé – qui reçoit un ou des vaccins, va réagir en mobilisant plus ou moins fortement ses systèmes de défenses immunitaires. Une personne fortement immunodéprimée (SIDA évolutif) ne peut être vaccinée. Les virus vivants atténués risquent de développer gravement la maladie chez ces personnes.

L'organisme possédant de bonnes défenses immunitaires va donc s'adapter pour se protéger contre des micro-organismes (bactéries, virus, champignons ou parasites).

Le vaccin expose l'individu à des formes bactériennes ou virales non dangereuses, atténuées, ou à des composants des micro-organismes auxquels on veut échapper.

Les vaccins sont donc destinés à créer une réponse protectrice, basée sur la *mémoire immunologique*, grâce à la production d'*anticorps par les lymphocytes B en particulier* et des lymphocytes spécifiques nommés *lymphocytes effecteurs*, les T.

La fabrication des *anticorps* et des *cellules mémoire* augmente à chaque contact antigénique représenté par les rappels vaccinaux. C'est cette mémoire cellulaire qui est à la base des stratégies vaccinales. Elle reste encore partiellement empirique car on ne sait jamais très bien comment l'organisme va réagir.

Il existe trois types principaux de vaccins : les *atténués*, les *inactivés* (qui seraient plus efficaces en présence d'adjuvants, surtout si le système immunitaire est faible, pas encore en place ou affaibli par une maladie peu active) et les *antigènes purifiés*.

La vaccination, quand elle est justifiée, est destinée à créer une protection individuelle, mais également une protection collective en limitant la dissémination des agents infectieux.

Les seuls vaccins obligatoires en France sont ceux contre diphtérie-tétanos-polio. Ils associent deux maladies bactériennes, le tétanos et la diphtérie, à une maladie virale, la poliomyélite.

Le vaccin contre la fièvre jaune est obligatoire pour tous les résidents de Guyane. En Italie, l'obligation est, pour les écoles publiques, de vacciner contre la diphtérie, l'hépatite B et la poliomyélite.

Le vaccin obligatoire au Portugal est celui contre la diphtérie et la polio ; en Belgique, celui contre la polio seulement. Ailleurs en Europe, l'Allemagne (30 % des enfants n'ont pas les vaccinations recommandées), l'Angleterre, les Pays-Bas (seulement les militaires), la Suisse (les cantons spécifient les obligations vaccinales), l'Espagne, ont tous levé l'obligation vaccinale. Au Danemark, le taux de vaccination contre l'hépatite B est proche de zéro.

Les experts à la recherche du consensus : vaccins obligatoires, recommandés, indispensables ?

Trois attitudes basées sur des concepts éthiques différents se complètent, prenant en compte ou pas les connaissances scientifiques du plus grand nombre de personnes dans une population.

1. La généralisation des vaccinations consiste à les imposer à tous et le plus tôt possible après la naissance, sous prétexte que le système immunitaire fonctionne mieux. On considère donc que les comportements qui conduisent aux maladies graves se généralisent à l'adolescence ou à l'âge adulte (hépatite B, papilloma virus, maladies des mains sales responsables de polio, amibiase, typhoïde, leptospirose...). C'est ce que souhaitent les laboratoires pharmaceutiques qui développent un fort et intense lobbying vers l'État et la représentation populaire (députés et sénateurs) à coups d'arguments chiffrés fabriqués le plus souvent pour la cause. C'est l'État avec l'Assurance maladie qui prendra en charge. C'est le choix de l'éthique de responsabilité étatique, celle toujours choisie par les régimes totalitaires ou dont les populations ont peu de connaissances scientifiques.

2. Une éducation pour la santé qui consiste à informer de manière adaptée les parents et leurs enfants sur les comportements qui conduisent à ces maladies. C'est le choix de l'éthique de responsabilité familiale et individuelle, celle que nous souhaitons développer, et développons déjà avec de nombreux collègues, vers le grand public.

Le rôle de l'État par ses médias publics est évidemment de réaliser la veille infectio-logique et d'informer correctement et à temps les familles en cas d'épidémie pour telle bactérie ou virus qui exigerait alors une vaccination de masse. Il reste que ce concept de vaccination de masse n'est pas toujours juste, on l'a vu avec la campagne contre la grippe d'origine aviaire. La réalité est de simplement expliquer clairement et faire savoir à toute la population – au lieu de l'affoler – qui a vraiment besoin d'être vacciné et qui n'en a pas besoin.

3. Pour les populations de migrants qui entrent en Europe, provenant de pays où les conditions sanitaires sont souvent

déplorables ou inexistantes, il est nécessaire qu'elles passent par des contrôles sanitaires sérieux, à la fois pour les protéger, les soigner, parfois les guérir et aussi prévenir de nouvelles épidémies ou de la re-émergence d'anciennes maladies jusque-là éradiquées dans nos pays, maladies dont ils sont potentiellement porteurs. Il s'agit là d'une éthique de responsabilité solidaire internationale.

Notre collègue, le professeur Floret, président du Comité technique des vaccinations en France, propose à juste titre : « Nous ne prenons pas position en faveur ou contre l'obligation vaccinale, mais nous demandons à ce que le débat soit ouvert. Il s'agit d'une décision politique qui doit être prise en consultation avec la population civile[126]. »

Il rejoint par ces propos la Ligue nationale pour la liberté des vaccinations dont l'objectif est clairement défini : « Créée le 8 juillet 1954, elle se bat pour obtenir la liberté vaccinale pour tous[127]. » Ce positionnement peut être excessif dans au moins deux circonstances : les périodes épidémiques réelles et les migrants dont on ne connaît rien quant à leur état de santé et encore plus quant à leur état immunologique.

Le conflit ou la complémentarité entre l'immunité naturelle et une immunité imposée

Les connaissances des relations materno-fœtales sont essentielles pour éviter des conflits inutiles et dangereux que l'on pourrait nommer « conflit de sur-immunisation ».

126. sante.lefigaro.fr, 15 septembre 2014.
127. http://www.infovaccin.fr.

– **Pendant la grossesse** : les anticorps maternels ne passent chez le fœtus que pendant les dernières semaines de la grossesse. La vaccination des femmes enceintes, si elle est nécessaire, est bien tolérée. Les anticorps vaccinaux grippaux passent la barrière fœto-placentaire et sont susceptibles de protéger efficacement les jeunes nourrissons pendant les premiers mois de vie.

Le transfert passif des anticorps maternels se produit donc surtout après la vingt-huitième semaine de grossesse, soit le septième mois. Ainsi, les nourrissons prématurés nés après 28 semaines de grossesse ont des anticorps d'origine maternelle, mais à des concentrations plus faibles et pendant une plus courte période que les nourrissons nés à terme. Raison de plus pour les leur apporter par le lait maternel !

– **Après la naissance** : il faut favoriser l'allaitement maternel intégral pendant six mois, et partiel une année de plus.

C'est l'effet modulateur des anticorps maternels du bébé qui permet de reculer le temps des vaccinations.

Pendant les 5 premières semaines de sa vie, le taux des anticorps maternels dans le sang de l'enfant est élevé… Les vaccins ne sont donc pas indiqués. Que sait-on entre 5 semaines et 6 mois ? Il n'y a certainement pas disparition des anticorps, et les lymphocytes T sont déjà capables de mémoriser.

Après 6 mois, si le taux est bas, les réactions vaccinales sont importantes : fièvre, maux de tête et vomissements dans 35 % des cas.

C'est donc la disparition des anticorps maternels qui augmente les réactions négatives du nourrisson et justifie la poursuite de l'allaitement partiel un an de plus après six mois.

Ainsi, chez l'enfant non allaité par sa mère, la « fenêtre de tir » pour la vaccination serait donc étroite : 2, 4 et 6 mois, d'autant que, selon les recommandations officielles pour le *Rotarix*, il faut 3 prises ; ce sont des doses buvables comme pour le *RotaTeq*. Mieux vaut éviter ce type de vaccin chez les mères et les enfants en bonne santé.

– **Pour les prématurés** (enfants nés avant l'âge gestationnel de 37 semaines), les vaccinations qui pourraient être logiques pour protéger l'enfant sont très discutables. Nés avant 28 semaines de grossesse, on suppose que ces prématurés n'ont pas de taux élevés d'anticorps maternels. Des études ont démontré que les prématurés semblent produire une réponse anticorps plus faible aux vaccins que les nourrissons nés à terme, ce qui est logique. La réponse en anticorps à la vaccination dépend généralement de l'âge chronologique.

Le lait maternel peut certainement combler le déficit.

Comme nous le verrons plus loin, pour les grands prématurés, les vaccinations augmentent tellement les risques d'apnée et de bradycardie qu'elles sont abandonnées.

– **Chez l'enfant et l'adulte**, la protection immunitaire provient d'abord de l'individu lui-même. Il faut donc bien distinguer l'individu en bonne santé, qui n'est pas soumis à des risques particuliers, de celui qui est en mauvaise santé et court des risques précis.

Les rapports bénéfices/risques des vaccinations

Des « médicaments pour les bien-portants »

« Médicaments pour les bien-portants », c'est la juste expression choisie par le professeur Claude Le Pen[128], qui démontre par A + B leur utilité indiscutable pour la santé globale des populations.

Les experts de santé qui vivent dans leur bureau devant leur ordinateur, dans les ministères ou les organisations internationales, planifient en fonction des populations, travaillant sur des cartes mondiales. Il n'est pas dans notre intention de ne pas reconnaître leur travail très remarquable, qui reste évidemment « branché » directement sur les laboratoires internationaux fabricants des vaccins.

Il reste cependant à évaluer les coûts réels et à les comparer à ce que l'hygiène seule et les comportements de santé sont capables d'éviter en matière de maladies.

Ce que l'on sait du coût global des vaccins

D'après le professeur Claude Le Pen, « en 2007, le marché mondial était évalué à près de 10 milliards d'euros avec une croissance de 15 % et le marché français à 450 millions d'euros, 94 % en produits remboursables et 65 % en produits de prescription obligatoire.

67 produits sont présents sur le marché français, 2 d'entre eux représentent 35 % du marché et 12 produits 85 % du marché.

128. Professeur à l'université Paris-Dauphine où il dirige le master d'économie de la santé.

Les 12 produits sont :

– *Prevenar*, contre les pneumocoques ;

– *Gardasil*, contre les papillomas des cancers du col utérin ;

– *Infanrix Hexa*, contre les 6 maladies (diphtérie-tétanos-polio + influenzae b + coqueluche + hépatite B) ;

– *Repevax*, contre DTP et coqueluche ;

– *Meningitec*, contre la méningite C ;

– *Revaxis*, contre DTP ;

– *Infanrix quinta*, contre DTP + influenzae b et coqueluche ;

– *Vaxigrip*, contre les virus de la grippe A et B ;

– *Priorix*, contre rougeole-oreillons-rubéole ;

– *Pentavac*, contre DTP + influenzae b et coqueluche ;

– *Influvac*, contre les virus de la grippe.

Cinq groupes pharmaceutiques se partagent 95 % du marché mondial et 89 % des 40 milliards de doses sont fabriquées en Europe, laquelle exporte deux tiers de sa production vers les pays en voie de développement.

C'est justement dans ces pays que devrait se développer en priorité l'hygiène publique. Ce ne semble pas être le cas si l'on regarde l'importance des vaccins des voyageurs à travers le monde soumis aux pires bactéries, virus et parasites du fait des dysfonctionnements de santé publique dans ces pays. Les États préfèrent souvent s'approvisionner en armes dans nos pays hyper-développés ! Peu importe la santé de leur population qui n'aspire qu'à la paix.

Les endémies, épidémies, pandémies

Ces trois mots recouvrent toutes les maladies que les hommes se transmettent ou auxquelles ils peuvent être soumis en masse.

Les endémies concernent les maladies dans un lieu donné pendant une longue période. Par exemple, la polio n'est présente que dans 4 pays actuellement : l'Afghanistan, le Nigeria, le Pakistan et la Syrie.

Les épidémies concernent un nombre important de maladies concentrées dans le temps et l'espace, par exemple les grippes saisonnières.

Il est facile d'effrayer avec les épidémies. Ainsi, la directrice du département épidémies et pandémies à l'Organisation mondiale de la santé affirme : « Un virus c'est tout petit mais c'est un immense ennemi ! » Aucun conseil de protection, de prévention n'est donné en dehors du « tout vaccination », et des affirmations telles que « on s'attend aussi à un grand retour de la tuberculose ».

Les pandémies concernent une zone géographique large, telle qu'un continent. Ainsi, la pandémie à la variole a été la cause de millions de morts, suite à son introduction lors de la conquête du nouveau monde en 1518. Elle décima les populations amérindiennes.

On comprend qu'existe un Règlement sanitaire international (RSI) pour mettre en place les protections collectives, telles qu'on les a vues, pour bloquer efficacement la dissémination du virus ebola.

Les populations qui doivent être vaccinées en priorité

Ces populations sont prioritaires dans des pays à grands risques sanitaires, du fait de tremblements de terre, tsunamis ou guerres destructrices, telles que nous les voyons en Orient, en Afrique…

Dans les pays développés où l'hygiène publique et l'habitat sont « aux normes », les risques de maladies microbiennes sont surtout présents pour les personnes en mauvaise santé globale, donc immunologiquement plus ou moins en dépression.

Les allergies des pollutions atmosphériques et alimentaires

Les allergies sont liées car l'organisme est cohérent. En cinq ans, elles ont doublé, d'après les spécialistes. Selon l'Agence de sécurité alimentaire (Anses), ce sont 3,5 % des adultes et 8 % des enfants qui ont des allergies alimentaires. De nombreux tests ont donc été développés, en France comme à l'étranger, en général coûteux et peu fiables. Ils proposent tellement de suppressions alimentaires qu'ils en deviennent suspects.

Les plus importantes exclusions alimentaires, qui sont justifiées et qu'on retrouve pratiquement dans tous les tests, concernent les produits laitiers animaux (surtout la vache) qui apportent trop de calcium, trop de lactose et trop de facteurs de croissance.

Il y a aussi le gluten des céréales de Monsanto ou autres semenciers internationaux – présents dans tous les pains, les pâtes, les viennoiseries et les biscuits, jusque dans les saucissons – responsables de porosité intestinale, laissant passer à travers la barrière intestinale des molécules que l'on devrait retrouver dans les déchets.

Quant aux pollens, qui transportent les pesticides dont les plantes ont été arrosées, ils peuvent être redoutables pour certains, qui s'y attendent à chaque saison.

Les « pollinoses » atteindraient 25 % des Français ! De nombreuses crises de rhinites, de conjonctivites ou d'asthme (ou pseudo-asthme) sont très souvent réglées par le changement des habitudes alimentaires démontrant les liaisons entre systèmes respiratoire et digestif.

À juste titre, on distingue intolérances et allergies. Les plus fréquentes sont les intolérances du fait de la mauvaise qualité de certains aliments et de nos mauvaises habitudes alimentaires.

La biologie permet de différencier les unes des autres. L'allergie augmente rapidement dans le sang les taux d'immunogobulines gamma E (IgE) puis d'histamine, accompagnée de signes ORL (écoulement nasal, éternuements à répétition…), digestifs (diarrhée), cutanés avec ou sans démangeaisons ou même urticaire, eczémas.

Les intolérances augmentent le taux des IgG dans le sang dans les 48 heures après l'ingestion et créent des problèmes de santé à la longue difficiles à repérer. Ce sont les protéines alimentaires plus ou moins altérées par l'industrie agroalimentaire, l'alimentation industrielle, les plats cuisinés tout préparés ou les cuissons excessives que notre organisme rejette. Il faut signaler aussi les additifs de nature protéique, tels le blanc d'œuf, la poudre de lait, la caséine, les ajouts de gluten, les levures chimiques, la farine de lupin, les colorants, conservateurs et pesticides…

Les troubles sont d'abord digestifs, liés le plus souvent à la porosité intestinale qui laisse passer des molécules vers tel ou tel organe en le dégradant selon les susceptibilités de chacun.

Aucun vaccin n'a sa place dans le traitement des allergies ou intolérances alimentaires. L'important est de savoir les repérer pour éloigner de son alimentation les éléments suspectés ou réellement en cause. Des cas de poly-sensibilisation sont observés, impliquant de nombreux aliments – tellement nombreux que ces personnes se demandent ce qu'elles peuvent manger sans risques.

Pour expliquer ces augmentations, les scientifiques les plus libres par rapport aux lobbies agro-alimentaires ou des laits maternisés, avancent qu'une des raisons principales est due au fait que « l'allaitement maternel a diminué, [car] de nombreuses études attribuent des vertus anti-allergéniques au lait maternel ».

De plus, la diversification alimentaire a lieu alors que le nourrisson n'a pas encore de dents. Une étude finlandaise a montré que « l'introduction de 4 aliments avant l'âge de 4 mois multiplierait par 3 le risque d'eczéma, principale réaction allergique du bébé, alors que seul le lait est indispensable avant l'âge de 6 mois ».

On comprend qu'une directive européenne de 2007 impose aux industriels la déclaration obligatoire des 14 allergènes (entre autres l'arachide, le céleri, le lait de vache, les œufs, le blé, le soja, les noix, les poissons et les fruits de mer, les céréales riches en gluten) les plus concernés, responsables de 90 % des allergies.

Les allergies aux vaccins existent

En général, l'allergie n'est pas une contre-indication aux vaccinations. Cependant, telle ou telle allergie très ciblée peut contre-indiquer le vaccin, car il contient l'allergène en cause.

Évidemment, on peut dire que le terrain allergique augmente la sensibilité aux infections. C'est vrai surtout chez les allergiques qui reçoivent de la cortisone trop longtemps.

Un changement d'alimentation leur permettrait de ne plus s'exposer à l'allergène en particulier et de réduire progressivement la dose de cortisone, sous la direction de leur médecin.

Les allergènes des vaccins

Les allergies aux vaccins concernent essentiellement 3 de leurs composants : les protéines d'œuf (présentes dans les vaccins contre la fièvre jaune, la grippe...), la gélatine, des antibiotiques, en particulier la néomycine.

Ainsi, tout personnel de santé qui veut vacciner un enfant ou un adulte doit préalablement vérifier l'absence d'allergie à ces produits en lisant de près la composition du vaccin et de ses valences correspondant aux maladies que l'on souhaite éviter.

On ne peut bien sûr prévoir une réaction anaphylactique qui correspond à un orage immunologique, bien que celle-ci soit davantage possible chez les patients atteints de maladies auto-immunes telles que l'eczéma, les maladies inflammatoires du tube digestif, l'arthrite ou l'asthme récent ou chez les personnes fortement allergiques aux piqûres d'abeilles.

Les vaccins contre la fièvre jaune, la grippe et l'encéphalite à tiques, contiennent des protéines d'œuf. Ces vaccins ne doivent pas être administrés aux personnes allergiques aux œufs.

Les vaccins contre la fièvre jaune, la rougeole, les oreillons, la rubéole, et celui contre la varicelle contiennent de la gélatine allergisante.

Les vaccins contre la grippe, la poliomyélite, la rage, la rougeole, les oreillons et la rubéole ainsi que le vaccin contre la varicelle contiennent des traces d'antibiotiques, jamais de pénicilline :

– *streptomycine* dans le vaccin contre la poliomyélite ;

– *néomycine* dans les vaccins contre la rage, la rougeole, les oreillons, la rubéole et la varicelle ;

– *kanamycine* dans celui contre la rougeole, les oreillons et la rubéole.

Les précautions nécessaires

D'une manière générale, seule est à craindre la réaction anaphylactique. Elle est imprévisible, sauf chez les personnes ayant déjà développé des signes patents d'allergie, par exemple suite à une piqûre d'abeille ou de guêpe ou d'acarien, créant une forte réaction locale, faite d'inflammation et d'œdème. En général, les personnes s'en souviennent parfaitement.

En plus est contre-indiqué tout vaccin chez une personne fébrile, en poussée aiguë de maladie et même chez les personnes en forte immunodépression du fait du SIDA. C'est bien sûr au médecin référent qu'il revient de juger de l'opportunité ou non de proposer telle ou telle vaccination, de connaître la composition précise du vaccin, ses éventuels inconvénients immédiats et complications à plus ou moins long terme.

Quant au traitement antihistaminique le matin de la vaccination et prolongé de 48 heures, il doit être proposé au cas par cas, et seulement si la vaccination est vraiment indispensable pour le patient, par exemple face à une épidémie de méningite, de pneumonie ou autre maladie très contagieuse, géographiquement proche de l'enfant ou de l'adulte.

VII

La fabrication des vaccins, des médicaments immunologiques qui ne sont pas sans danger

Qui fabrique les vaccins et avec quels moyens ?

Ce sont logiquement des laboratoires internationaux possédant les hautes technologies qui fabriquent les vaccins : Sanofi-Pasteur, GlaxoSmithKline, Merck, Pfizer et Novartis.

La concurrence entre eux fait rage pour des millions de doses vendues dans le monde entier. Ils utilisent des arguments souvent plus publicitaires que scientifiques, jouant sur les peurs, en particulier dans les pays riches, chez ceux qui ont les moyens de se payer des vaccinations qu'on leur fait passer pour très efficaces et sans danger.

Sanofi-Pasteur

En 2014, son chiffre d'affaires est de 3,974 milliards d'euros avec une croissance de 7,2 % dans l'activité vaccins. Il fabrique et commercialise les vaccins contre : la tuberculose, l'encéphalite japonaise, le pédiatrique 6-en-1 hexavalent, l'hépatite A et B, la grippe saisonnière, l'haemophilus influenzae, la coqueluche, le pneumocoque, les méningocoques, la varicelle, les oreillons, la rougeole, la rubéole, la diphtérie, le tétanos, la polio, la fièvre jaune, le cancer du col (*Gardasil* avec le laboratoire Merck contre les papillomavirus 6, 11, 16 et 18), le pneumocoque, les rotavirus, le zona, la rage, la varicelle ; et est en recherche pour le clostridium difficile, la dengue, le sida…

GlaxoSmithKline ou GSK

En 2012, le chiffre d'affaires du groupe est de 32,51 milliards d'euros. Il fabrique et commercialise les vaccins contre : la grippe H1N1, la rubéole, la varicelle, les hépatites A et B, le cancer du col avec le *Cervarix* contre les papillomavirus 16 et 18, le rotavirus, la coqueluche, la diphtérie, le tétanos, la polio, le virus Epstein-Barr, l'hépatite E, la tuberculose, la typhoïde ; et teste des vaccins contre les allergies, le sida, l'ebola et le paludisme.

Ses contrats versés à des experts médecins s'élevaient à 10 millions d'euros entre janvier 2012 et juin 2014.

En 2012, la société GSK France est l'une des trois sociétés privées qui financent le club Hippocrate, un cercle de réflexion qui regroupe 99 députés et sénateurs…

Merck

En 2009, le chiffre d'affaires était de 27,43 milliards de dollars US pour 12,90 milliards de bénéfices. Il fabrique et commercialise les vaccins contre : la tuberculose, l'haemophilus b, l'hépatite A et B, le cancer du col (*Gardasil* contre les papillomavirus 6, 11, 16 et 18), rougeole, oreillons, rubéole, pneumocoque, varicelle, rotavirus, zona ; et teste le vaccin contre l'ebola.

Pfizer

En 2014, le chiffre d'affaires était prévu à 51,2 milliards de dollars US. Il fabrique et commercialise les vaccins contre le pneumocoque, les méningocoques, l'encéphalite à tiques…

Novartis

En 2013, le chiffre d'affaires et de 57,920 milliards de dollars US. Il fabrique et commercialise les vaccins contre la grippe, les méningocoques, l'encéphalite à tiques. Ses contrats versés à des experts médecins s'élevaient entre janvier 2012 et juin 2014 à 18,29 millions d'euros.

Bien entendu, tous ces laboratoires affirment « mobiliser toutes leurs ressources pour améliorer la santé et le bien-être de tous à chaque étape de la vie ». Ce marché est promis à une solide croissance : « Il devrait passer de 8 milliards de dollars en 2005 à 25 milliards en 2015 et croître ensuite de 8 % à 9 % par an », selon un cabinet de conseil en stratégie.

Tous ces laboratoires ne manquent donc pas de ressources pour fabriquer ce que les familles attendent et tout ce dont elles ont besoin pour leurs enfants, d'abord et avant tout le DTP obligatoire sans adjuvant.

Il faut en moyenne douze ans pour obtenir l'AMM d'un vaccin en France. Celui-ci doit aussi passer par l'Agence européenne des médicaments (AEM).

Cela nécessite des études cliniques avec des patients, surtout des enfants bien portants, en 3 phases d'essais cliniques[129], afin de démontrer l'efficacité, la qualité et la sécurité, et ainsi que le rapport bénéfices/risques calculé par les statisticiens et épidémiologistes.

Quand le vaccin est mis sur le marché, commence la phase 4. Le vaccin reste suivi comme tout médicament afin de détecter dans une très large population d'éventuels effets dits « indésirables » inconnus sur la population test.

Quant à la fabrication d'un vaccin qui existe déjà, sans aluminium et avec des traces de formaldéhyde – si elles sont nécessaires –, elle ne demande pas plus de six mois.

La fabrication des vaccins : une technologie hyperpointue

Le but de tout vaccin est de déclencher chez l'individu une réaction immunitaire, celle qu'il développe lui-même s'il est en bonne santé face au microbe. N'oublions pas que le corps est doté de puissantes capacités immunologiques destinées à le protéger.

Les banques de microbes vraiment dangereux et leur inactivation

Microbes, bactéries, virus, champignons et parasites, sont stockés dans des containers spéciaux[130], afin de les mettre en culture dans des conditions particulières à chacun.

---

129. Phase 1 de tolérance : entre 10 et 100 personnes ; phase 2 de recherche de l'immunogénicité et de la dose chez moins de 500 personnes ; phase 3 de vérification de l'efficacité du vaccin sur plusieurs milliers de personnes.
130. Dans des gros fermenteurs de 20 000 à 30 000 litres.

Les bactéries se multiplient seules dans leur milieu de culture.

Les virus ne peuvent se multiplier que dans des cellules animales ou humaines. Ces cellules – conservées dans des banques spécifiques – sont donc infectées par le virus.

Il est ensuite nécessaire d'inactiver l'agent microbien – par la chaleur ou un agent chimique, tel le formol, ou un dérivé, le formaldéhyde –, de le purifier afin d'obtenir la réponse immunitaire souhaitée, et pas plus.

Les principes actifs des vaccins « candidats » : atténués ou inactivés

Ils gardent des propriétés communes permettant de produire les vaccins pour des lots identiques. Ces lots sont conservés congelés ou lyophilisés.

Les vaccins vivants atténués

L'agent infectieux a été affaibli par procédé physique, la chaleur ou une substance chimique particulière. Il peut déclencher une réponse immunitaire mais normalement pas les effets dangereux de l'infection, sauf chez les personnes fortement immunodéprimées pour qui ils sont contre-indiqués.

Les vaccins inactivés

Ils sont constitués de protéines particulières dites « anatoxines ». Ainsi, la toxine a perdu son activité toxique, mais si elle est injectée dans l'organisme, elle a conservé ses capacités d'antigène pour permettre la production des anticorps.

Les composants des vaccins : inactivateurs de la bactérie ou du virus et adjuvants stimulants d'immunité

Ils permettent de réduire la quantité d'antigène par dose de vaccin (économie) et augmentent la réponse immunitaire chez les personnes ayant un faible potentiel immunitaire, les nourrissons et les personnes âgées.

Au tout début et à la fin de la vie, le système immunitaire inné est faible, ce qui oblige à ajouter l'adjuvant pour stimuler surtout le système immunitaire adaptatif. L'adjuvant active les récepteurs des macrophages.

Ont été utilisés : le tapioca[131], la saponine[132], des miettes de pain puis des sels (hydroxyde et phosphate) d'aluminium[133] ou de calcium, du formaldéhyde, des émulsions huileuses contenant squalène et eau, des dérivés de bactéries et des hydrates de carbone. Le formaldéhyde comme l'aluminium restent des produits qui inquiètent les familles.

Le formaldéhyde

Il est destiné à inactiver les extraits viraux utilisés dans les vaccins, évidemment pour éviter la maladie. C'est donc un *inactivateur*, mais il est classé officiellement cancérigène catégorie 1 par exposition cutanée ou respiratoire. Michel Georget rappelle que des vapeurs de formaldéhyde se dégagent des meubles des chambres d'enfants, par exemple, que nous ingérons quotidiennement du formaldéhyde présent dans nos aliments (fruits et légumes) dans des quantités plusieurs centaines de fois supérieures à celle d'un vaccin.

---

131. Produit à partir des racines du manioc.
132. Elle est composée d'un sucre et d'un stéroïde ou d'un triterpène.
133. Utilisé dès 1926 dans le vaccin antidiphtérique inactivé.

Ainsi, peu importe que le produit soit injecté dans le corps avec les vaccins, puisqu'on considère que ce sont des doses minimes sur une durée très courte. Affirmer qu'aucun cas de cancer des tissus musculaires n'a été rapporté suite aux vaccinations apportant du formaldéhyde n'a aucun sens et aucune valeur scientifique, quand on sait le temps nécessaire à la « construction » et à l'apparition d'un cancer. De même que la myofasciite à macrophages peut se déclarer plus de 10 années après la vaccination, mais ce serait l'aluminium qui serait en cause.

Les sels d'aluminium

Notre collègue, le professeur Romain Gherardi, du département de pathologie du CHU Henri-Mondor, à Créteil, et de l'Inserm U 955 de Recherche biomédicale ciblant les interactions cellulaires dans le système neuromusculaire, a démontré que l'aluminium est « biopersistant », contrairement à ce qui a été largement diffusé par les experts des fabricants de vaccins.

L'aluminium que reçoit le corps par les vaccins qui en contiennent, se stocke dans les cellules dites « macrophages » au site d'administration du vaccin, mais aussi dans d'autres sites, comme le système musculaire et le système nerveux. Il en résulte le syndrome de fatigue chronique parfaitement identifié avec les signes suivants : douleurs musculaires et articulaires, troubles de la mémoire, somnolence, que l'on retrouve chez 90 % des patients atteints de myofasciites à macrophages.

Les travaux de recherche du professeur Gherardi sur les souris ont apporté la preuve de la présence de dépôts d'aluminium dans la rate (organe immunologique par excellence) et le cerveau, jusque dans les zones de la mémoire (hippocampe), jusqu'à une année et au-delà après l'injection intramusculaire. Curieusement, sa demande de subventions pour poursuivre ses travaux a été refusée, de même que les subventions ciblées pour étudier les risques des vaccinations.

Les raisons sont évidentes à comprendre : l'État n'a plus les moyens de subventionner de tels travaux. Seuls les fabricants le peuvent, mais ils ne vont tout de même pas aider l'État à leur tirer une balle dans le pied ! Leur réponse est simple : « Passez, il n'y a rien à voir. »

La toxicité de ces sels d'aluminium reste donc encore largement discutée. Sont-ils responsables de la myofasciite à macrophages ?

– Oui pour ceux qui attestent de la présence à long terme (dix ans après) de l'hydroxyde d'aluminium dans les macrophages au site d'une vaccination précédente.

– Non pour d'autres spécialistes qui ont découvert une maladie musculaire congénitale qui explique la maladie. Le débat reste ouvert.

En effet, l'aluminium injecté par voie intramusculaire est – d'après les experts des laboratoires et certains journalistes santé qui le répètent comme des perroquets – éliminé rapidement par l'organisme. Cependant, « les pansements oraux digestifs en sachets ou en flacons, les déodorants, les emballages alimentaires, les batteries de cuisine, tous contenant de l'aluminium… sont soupçonnés d'être à l'origine de pathologies neurologiques dégénératives[134] ».

Même l'eau potable en contient au maximum 100 microgrammes par litre. Or le vaccin *GenhevacB* de Pasteur contre l'hépatite B en contient 1 250 microgrammes à chaque injection et il faut en faire deux à un mois d'intervalle et une autre un an plus tard…

134. Jacob L.M., *La Nutrition raisonnée*, éditions Résurgence, 2015.

L'Infanrix hexa contient 950 microgrammes d'hydroxyde d'aluminium et 1 450 de phosphate d'aluminium.

L'adjuvant aluminium ne serait pas que neurotoxique. Comment ne pas le suspecter d'être cancérigène puisque, chez l'animal vacciné, on observe régulièrement des cancers aux points d'injection, même plusieurs années après la vaccination[135]. Coïncidence ou corrélation[136] ?

La littérature scientifique décrit treize à dix-sept fois plus de sarcomes félins post-vaccinaux, sarcomes liés aux vaccins, ou sarcomes à l'emplacement de la vaccination. Les plus fréquents sont les fibrosarcomes. Il peut s'agir de chondrosarcomes, rhabdomyosarcomes, sarcomes myofibroblastiques, ostéosarcomes, histiocytomes fibreux malins, sarcomes indifférenciés et tumeurs multiples. Dans le doute, certains vétérinaires vaccinent les animaux « dans les régions pauvres en tissu adipeux comme la queue plutôt que dans la fesse ou l'épaule au cas où… »

Des tumeurs chez l'homme au point d'injection ? Les cas rapportés par notre confrère le docteur Marc Vercoutere ne sont pas vraiment convaincants pour conclure. Une large étude épidémiologique serait nécessaire chez les jeunes, en particulier ceux ayant développé des sarcomes des membres, dans les zones d'injection ou même ailleurs.

---

135. Macy D, « Current understanding of vaccination site-associated sarcomas in the cat », *Journal of Feline Medicine and Surgery*, 1999, 1 (1) : 15-21.
136. En 1991, aux États-Unis, on a observé une augmentation de l'incidence des sarcomes cutanés félins, coïncidant avec la législation de Pennsylvanie qui rendait obligatoire la vaccination antirabique des chats.

Ce qui est sûr, c'est que l'aluminium est éliminé par les reins, après avoir été véhiculé dans le sang en se fixant sur une protéine, la transferrine transporteuse du fer, qui a une affinité pour l'aluminium. Cerveau et muscles possèdent des récepteurs à la transferrine, ce qui expliquerait en partie les troubles cliniques (fortes douleurs musculo-articulaires, grande fatigue et difficultés de concentration) de la myofasciite à macrophages.

Les sels de mercure : le thiomersal

C'est une molécule contenant du mercure sous forme d'éthylmercure, utilisée depuis de nombreuses années comme conservateur (éviter les moisissures et les proliférations bactériennes) dans les médicaments, en particulier dans les vaccins. L'exposition répétée au mercure, par les aliments ou les médicaments, fait que ce métal lourd peut s'accumuler dans différents organes.

Parce qu'il est neurotoxique, néphrotoxique et perturbateur endocrinien, l'Agence nationale française de sécurité des médicaments (ANSM) comme l'agence européenne d'évaluation des médicaments (EMEA) et celle des États-Unis (*Centers for Disease Control and Prevention*) ont demandé aux fabricants de supprimer le thiomersal des vaccins. Il a été remplacé par des sels d'aluminium, ce qui n'est pas mieux, et du formaldéhyde, heureusement pour ce dernier en très faible quantité.

Le squalène

Il fut utilisé pour réduire la quantité d'antigènes (bactérie, bacille ou virus atténués, ou fragments d'entre eux), du fait de l'insuffisance d'approvisionnement, comme un fort stimulant d'immunité. Cet adjuvant avait été déjà suspecté parmi les causes du syndrome de la guerre du Golfe, à l'origine de maladies auto-immunes. D'après l'OMS, cela reste discuté, les rapports n'étant pas très précis.

Comment agissent les vaccins et quelles précautions ?

Le rôle du vaccin est de permettre la production d'anticorps qui ciblent bactéries, virus ou champignons (en attente) pour les détruire. Le système immunitaire reconnaît une substance étrangère contre laquelle il se défend en produisant des anticorps spécifiques qui doivent neutraliser l'agent infectieux.

Lors d'une première rencontre, le système immunitaire est plus lent que s'il s'agit d'une deuxième rencontre, car le système immunitaire garde mémoire. Évidemment, c'est le professionnel de santé qui doit poser l'indication du vaccin, réaliser la vaccination et les rappels si la première injection a été bien supportée. Beaucoup de médecins ne font qu'un seul rappel face aux réactions immunitaires du patient.

On est loin de tout savoir sur les vaccins

Tous les immunologues ne sont pas d'accord entre eux. Notre collègue américain John Barthelow Classen, immunologue, explique clairement pourquoi il n'est pas favorable aux vaccinations.

La vaccination et surtout les multiples vaccinations simultanées ou successives – avec leurs virus atténués ou anatoxines, les fragments de particules virales, les adjuvants et les conservateurs – stimulent très fortement un système immunitaire en construction chez l'enfant ou fonctionnant bien chez l'adulte.

Il considère qu'ainsi la porte est ouverte aux maladies auto-immunes dont certaines peuvent conduire au cancer.

Issu de l'université du Maryland à Baltimore et diplômé de Columbia University, Classen a mené des études chez des souris, démontrant que la vaccination contre l'haemophilus influenzae b, le *Hib Vaccin*, pouvait déclencher un diabète de type I insuliné[137], donc détruire la fonction insulinique du pancréas. Ce résultat reste discuté par d'autres immunologistes et chercheurs qui n'ont pas trouvé les mêmes résultats.

La vaccination est un acte médical et doit être faite par un professionnel de santé, généraliste ou spécialiste

Les risques des vaccinations, immédiats et éventuels à moyen ou long terme, font que vacciner est un acte éminemment médical. Il doit être pensé, proposé, expliqué par le médecin, quelle que soit sa spécialité.

Pour vacciner il faut éliminer les contre-indications temporaires ou définitives, avoir bien lu la composition du vaccin, de ses éventuels allergènes ou produits toxiques.

Tout sera noté sur le carnet de santé, la date, le nom du vaccin, lot de fabrication, les réactions immédiates, autant de paramètres qui serviront de preuve justificative en cas de complication(s) ou réclamations. On ne vaccine pas un enfant « les yeux fermés », seulement parce que le calendrier vaccinal le dit ou semble l'imposer.

137. Classen J. B., Classen D. C., « Clustering of cases of insulin dependent diabetes (IDDM) occurring three years after hemophilus influenza B (HiB) immunization support causal relationship between immunization and IDDM », 2002, *Journal of autoimmunity* 35 (4) : 247-253.

Les complications des vaccins existent à l'origine de maladies auto-immunes

Les réactions locales et régionales

On pourrait citer un très grand nombre d'effets dits « indésirables », en général connus des médecins et même du grand public. Les atteintes locales sont donc fréquentes et sans grande importance : rougeur, démangeaisons, douleurs musculaires localisées. Souvenez-vous, pour les plus anciens, des vilaines cicatrices, sur l'épaule ou la fesse, de la vaccination contre la variole.

Chez les nourrissons, les vaccinations dès l'âge de 2 mois sont très discutables

Quand le nourrisson met tout ce qu'il trouve à sa bouche, ce n'est pas simplement parce qu'il a des dents qui sortent, c'est surtout indispensable pour faire connaissance avec tous les germes de son environnement. Il fait fonctionner son système immunitaire qui a besoin de cette rencontre avec les micro-organismes pour se fortifier.

Les réactions générales sont différentes dans le temps après la vaccination

Immédiatement

Malaise au moment de l'injection

C'est le choc anaphylactique qui peut conduire à une mort brutale.

Il y a d'abord des signes cutanés avec immédiate rougeur de la peau à la zone d'injection qui s'étend très vite, auxquels s'associent des œdèmes.

Peut suivre, ou pas, un urticaire géant qu'il faut calmer très vite avec une injection intraveineuse ou intramusculaire de cortisone.

Le cœur s'accélère d'une façon anormale et la tension artérielle chute brutalement. Des troubles respiratoires apparaissent d'autant plus vite que l'œdème gagne le cou et la glotte, empêchant l'air d'entrer dans les voies respiratoires comme une grave crise d'asthme. La déglutition devient même impossible. L'association du spasme bronchique et de la chute brutale de la pression artérielle peut conduire à l'arrêt cardiaque.

C'est une urgence vitale qu'il faut traiter sur le champ avec de l'adrénaline, par voie sous-cutanée, mieux intramusculaire ou même intraveineuse à 0,3 à 0,5 mg.

Malaise à la fin de l'injection

C'est le syndrome vagal. Cela va du simple évanouissement lié à la peur de la piqûre avec pâleur et nausées, si c'est juste après un repas, à la perte de connaissance. Il suffit d'allonger le patient, de lui donner un peu de sucre et de l'eau fraîche, et tout rentre dans l'ordre dans les 5 minutes. S'il y a eu perte de connaissance, une exploration neurologique avec éventuel scanner est nécessaire.

Dans la semaine

Un peu de fièvre, des troubles digestifs surtout sous forme de perte d'appétit, de diarrhée, associés ou non à des douleurs musculaires et/ou articulaires qui s'estompent en quelques jours.

À moyen et long terme

Ce sont surtout les complications générales qui posent problème, d'autant plus qu'elles peuvent être à l'origine de maladies graves et de longue durée.

Il faut d'abord savoir que les vaccinations successives peuvent être vécues par le système immunitaire comme des agressions qui se retournent contre la personne vaccinée. Ainsi peut-on expliquer certaines maladies auto-immunes.

Notre collègue Jean-François Bach, professeur émérite d'immunologie, affirme : « En réduisant la fréquence des maladies infectieuses, les progrès de l'hygiène et de la médecine laisseraient plus d'espace aux maladies auto-immunes… Il y a une quinzaine d'années, nous avons montré avec mon équipe Inserm à Necker que si l'on infectait des souris destinées à devenir diabétiques (modèle animal de la maladie) avec des virus, des bactéries et des parasites, on empêchait complètement cette évolution[138] ! » Évidemment, il ne peut sous-entendre que les vaccinations seraient peut-être en cause. Aucune preuve scientifique irréfutable !

Après les vaccinations contre la rougeole, les oreillons et la rubéole, qui injectent des virus vivants atténués, des troubles neurologiques sont possibles. Nous avons déjà évoqué l'autisme et les incertitudes des spécialistes. On doit signaler aussi la chute du taux des plaquettes (thrombocytopénie ou plaquettopénie) pouvant atteindre 30 000 au lieu de 300 000/mm^3, le taux normal qui habituellement se récupère assez vite sous corticoïdes.

138. *Le Figaro*, 4 septembre 2015.

Après la vaccination contre l'hépatite B, nous avons observé des cérébellites (inflammation du cervelet), des cas de scléroses en plaques, des pancréatites conduisant au diabète insuliné chez des personnes sans risque pour cette maladie (pas de surpoids, pas de syndrome métabolique…). Évidemment, les fabricants des vaccins affirment, preuves à l'appui, que la vaccination n'est pas en cause.

Après la vaccination contre la grippe, le syndrome de Guillain Barré peut être observé dans de très rares cas, 1 pour 100 000 vaccinés, apparaissant dans les 10 semaines qui suivent l'injection.

Ce syndrome est aussi possible hors vaccination, dans 2,8 cas pour 100 000 habitants et chez 4 à 7 personnes pour 100 000 grippés, avec une forte grippe de diagnostic sérologique confirmé.

Selon l'Afssaps, « le syndrome de Guillain-Barré, également appelé polyradiculonévrite démyélinisante aiguë, est une atteinte dysimmunitaire des nerfs périphériques qui se traduit par une paralysie rapide qui débute le plus souvent au niveau des membres inférieurs puis remonte vers le haut du corps, pouvant atteindre parfois les muscles respiratoires et les nerfs crâniens.

C'est une maladie potentiellement grave. La récupération est le plus souvent complète, mais environ 5 % des patients décèdent et environ 10 % conservent des séquelles motrices. Le diagnostic est parfois difficile. Il est recommandé de diriger tout patient avec une suspicion de syndrome de Guillain-Barré vers un spécialiste neurologue. L'hospitalisation est absolument nécessaire. Le risque de séquelles sera d'autant moins important que la prise en charge clinique sera précoce ».

Méthode homéopathique de protection post-vaccinale

Une excellente et chevronnée collègue homéopathe nous fait connaître sa méthode :

« J'ai constaté au fil des années, chez de nombreux patients, l'apparition de pathologies à la suite de vaccinations : des problèmes ORL, rhumatismes, intolérances alimentaires, maladies auto-immunes et maladies plus sérieuses... Le traitement pour renforcer les propres défenses immunitaires de la personne est le suivant :

Deux cas se présentent :

– Préventif : immédiatement après le vaccin, prendre en homéopathie Thuya 12CH.

* Pour les bébés, une demi-dose 12 CH diluée dans 30 ml d'eau.

* Pour les enfants et adultes, une dose par jour pendant dix jours.

– Curatif : plus de deux mois après le vaccin.

* Silicea 12CH, 3 granules par jour à jeun pendant deux mois en même temps que l'isothérapie du vaccin en différentes dilutions mélangées pendant dix jours.

Exemple de traitement après une vaccination de *Revaxis* : 3 granules de *Revaxis* 12CH+18CH+21CH+30CH (les quatre dilutions mélangées) pendant dix jours + 3 granules de Silicea 12CH par jour à jeun pendant deux mois.

* Dans les cas de plusieurs vaccins, commencer le traitement par le plus récent et remonter chronologiquement. Chaque traitement durant dix à quinze jours, il faut parfois plusieurs mois pour traiter tous les vaccins. »

Le lobbying pharmaceutique intensif

Le club « Avenir de la santé », club Hippocrate

Il s'agit d'un « cercle d'échange et de réflexion sur l'ensemble des questions liées à la santé » qui a fonctionné pendant 23 années, présidé par Gérard Bapt, membre du parti socialiste et cardiologue. Il a pu réunir une centaine de députés et sénateurs. Il a été financé par la firme pharmaceutique américaine GSK. Le député présidait la mission parlementaire d'enquête sur le Mediator.

Lisez plutôt : « Plutôt que de jouer la carte de la transparence, [ce club] choisit de faire supprimer son nom du site internet du club Hippocrate. Wikipedia fut également la cible d'une tentative de censure, à partir d'ordinateurs du Sénat[139]. »

Un ancien directeur général de la Santé et le Président-Directeur général de GlaxoSmithKline ont expliqué que « le club Avenir de la santé exprime la volonté de ses membres de proposer des solutions concrètes et novatrices pour préparer l'avenir de la santé en France ». L'ancienne ministre Michèle Barzach fut d'ailleurs longtemps présidente de la Fondation GSK.

Les invitations sont mensuelles, sous la forme d'un déjeuner où sont réunis les 200 ou 300 convives placés – à raison de 10 par table – dans les salons du pavillon Ledoyen à Paris.

À 13 heures, les débats officiels commencent par une allocution du président de GSK France, puis par une

139. http://www.agoravox.fr/actualites/sante/article/ces-elus-qui-se-font-subventionner, 9 décembre 2011.

introduction au sujet du jour et une présentation de l'orateur du jour par le président du club.

Parmi les membres du club, on trouve des représentants éminents de GSK, issus de la fondation, des membres des commissions d'AMM, le conseiller enseignement supérieur et recherche à la présidence de la République, des représentants de l'action sociale, de la Ligue contre le cancer, de l'Institut national du cancer, de l'Inserm, les conseillers santé des grands ministères, des hôpitaux de Paris et de nombreux députés et sénateurs influents, des membres de la direction de la Sécurité sociale (chargée de la distribution pharmaceutique), des Caisses primaires de l'assurance maladie, le conseiller médical de la Haute autorité de santé (HAS), de l'Établissement français du sang, de la direction générale de l'offre de soin (DGOS), de l'AFSSAPS devenue l'Agence nationale de sécurité du médicament et des produits de santé (ANSM), de l'ANRS (Agence nationale de recherche sur le sida et les hépatites virales), de la direction générale de la Santé (DGS), du groupe OCP (organisation de distribution des produits pharmaceutiques), du Conseil de l'ordre des pharmaciens, de l'IGAS, de l'ARS Île-de-France, de groupes d'assurances au niveau national, le directeur de l'Institut de management de la santé à l'ESSEC, la commission de la transparence… Bref, tous ceux qui sont chargés de s'occuper de notre santé !

On comprend l'influence colossale de GSK en France.

Liaisons laboratoires pharmaceutiques et Sécurité sociale française

Agoravox et Initiative citoyenne européenne sont en tête des réseaux anti-vaccins et on peut les comprendre quand on prend connaissance de leurs arguments. En voici quatre :

1. Les études cliniques qui permettent de savoir si un nouveau médicament est plus efficace qu'un placebo (ou un médicament déjà sur le marché) sont toujours réalisées sous la seule responsabilité des firmes pharmaceutiques. Ils sont les financeurs principaux.

2. Les commissions officielles qui vérifient et jugent des résultats de ces études sont composées de médecins et de chercheurs qui ont – pour la majorité – des contrats avec l'industrie pharmaceutique…

3. Le prix des nouveaux médicaments ne dépend absolument pas de leurs avantages pour les patients mais d'une décision prise *in fine* par le ministre lui-même. Là encore, ce système permet toutes les corruptions…

4. La formation permanente des médecins (et, de plus en plus, leur formation initiale) est presque totalement sous le contrôle des laboratoires pharmaceutiques. C'est ce que l'on appelle l'enseignement post-universitaire (EPU).

Face aux différentes polémiques évoquées au début de ce livre, aux inquiétudes du ministre et au grand débat public qui se prépare, le grand laboratoire américain GSK, en première ligne pour les vaccins, a mis en place un logiciel de surveillance de la couverture vaccinale.

L'expérience *Carto Vaccins* se déroule à Montpellier, en Limousin et dans les Yvelines. GSK doit évidemment collaborer avec certaines caisses de l'Assurance maladie (CPAM) et services de protection de l'enfance pour établir la cartographie des communes et quartiers.

L'objectif est d'identifier les médecins qui ne vaccinent pas et, dès lors, de leur envoyer un courrier ou une visite d'un délégué de l'Assurance maladie, ou encore de les inviter à une conférence pour les inciter à protéger les enfants. Une stratégie magnifique d'emprise de l'industrie sur la Sécurité sociale !

Évidemment, les médecins trop prudents sont accusés de ne pas mettre à jour leur formation continue en particulier concernant :

– les relations qui n'existeraient pas entre le vaccin de l'hépatite B et la sclérose en plaques ;

– le rôle toxique ou non des sels d'aluminium ;

– les relations présentes ou non entre le vaccin ROR et l'autisme ;

– les complications des non-vaccinations plus graves que celles de vaccinés ;

– le fait que l'eau courante et les améliorations de l'hygiène publique ne seraient pas suffisantes pour faire reculer les épidémies et donc que tout le monde doit être vacciné selon les décisions des autorités politiques.

VIII

Les vaccins pour les enfants

En ces temps d'imposture universelle,
dire la vérité est un acte révolutionnaire.
George Orwell

Les inquiétudes justifiées des familles

Dans l'imaginaire des familles, les vaccins sont d'abord destinés à vacciner les enfants contre ces maladies qui ont fait très peur dans l'histoire de la santé publique. Ce sont 3 maladies en particulier, contre lesquelles la vaccination est obligatoire en France : la diphtérie, le tétanos et la poliomyélite.

Or, depuis novembre 2014, la pénurie mondiale des vaccins destinés aux nourrissons est quasiment imposée. Ainsi, dès le deuxième mois après la naissance, on stimule les inquiétudes parentales.

Les responsables de GSK parlent de crise mondiale et livrent des arguments de ce type : « Un facteur externe lié à une recrudescence de cas de coqueluche entre 2012 et 2013 à travers le monde explique en partie la pénurie. Pour faire face à l'épidémie, 17 pays et non des moindres comme les États-Unis, l'Inde ou l'Australie ont notamment décidé d'introduire le vaccin contre la coqueluche au calendrier vaccinal des femmes enceintes. D'autres États ont ajouté des doses de rappel de vaccins… D'où une forte demande enregistrée sans que l'offre puisse suivre… Un vaccin comme le DTP prend invariablement dix-huit mois à être fabriqué[140]. »

Nous faire croire « qu'il semble compliqué de prédire une date à laquelle les vaccins seront à nouveau disponibles », ce n'est pas sérieux !

Surtout quand cette pénurie tombe à un moment où, le vaccin trivalent étant en rupture de stock, on propose à la place un vaccin à 6 valences contre 6 maladies dont les nourrissons n'ont pas un besoin immédiat.

Son coût est de 39,04 €, alors que le trivalent était à 6,10 €.

Évidemment, les spécialistes des vaccins appartenant au Comité technique des vaccinations (CTV) recommandent l'hexavalent en affirmant qu'il n'y a aucun risque.

Revoir le calendrier vaccinal selon l'état de santé des parents et l'allaitement maternel

Le carnet de vaccination qui incite aux vaccinations généralisées

Avez-vous d'abord remarqué que, dans les carnets de santé des enfants, on mentionne tous les vaccins sans différencier ceux qui sont obligatoires et ceux qui ne le sont pas ?

Selon le Code de santé publique, article L. 2132-1, « le carnet est établi au nom de l'enfant. Il est remis aux parents ou aux personnes titulaires de l'exercice de l'autorité parentale ou aux personnes ou aux services à qui l'enfant a été confié.

140. Interview de Telma Lévy sur www.france24.com, 25 août 2015.

Ils doivent être informés que nul ne peut en exiger la communication et que toute personne appelée, de par sa fonction, à prendre connaissance des renseignements qui y sont inscrits est soumise au secret professionnel ».

Le calendrier des vaccinations des nourrissons pour 2015[141]

Préalable étonnant

Remarquons d'emblée que le calendrier ne prend aucun compte de l'allaitement maternel, alors qu'il fait partie intégrante de la santé de l'enfant et de sa mère.

Évidemment, celles et ceux qui publient le calendrier des vaccinations restent enfermés dans leur mission de proposer à tous.

Cette orientation des conseils de santé démontre combien les spécialistes restent labo-dépendants. Leur mission est pourtant la santé individuelle et collective à tous les âges de la vie !

La « totale vaccination » dès 2 mois !

– Contre les 6 maladies – diphtérie, tétanos, coqueluche, poliomyélite, infections invasives à haemophilus influenza de type b et hépatite B

Une seule proposition sur le marché.

Le schéma vaccinal est une véritable « invasion vaccinale » pour le nourrisson et jusqu'à 2 ans.

Il comporte d'abord deux injections aux âges de 2 et 4 mois, suivies d'un rappel à l'âge de 11 mois contre ces six maladies.

141. Le calendrier des vaccinations 2015 est disponible dans son intégralité sur le site du ministère de la Santé : http://www.sante.gouv.fr/IMG/pdf/Calendrier_vaccinal_2015.pdf.

Pour les adultes, un rappel contre la coqueluche est recommandé pour ceux qui sont vaccinés depuis plus de dix ans, et qui sont ou seront en contact étroit et durable (grands-parents, baby sitter…) avec des nourrissons âgés de moins de 6 mois.

Pour les professionnels en contact avec les nourrissons, il est recommandé d'effectuer les rappels contre la diphtérie-tétanos-polio recommandés à l'âge de 25, 45 et 65 ans avec un vaccin contre la coqueluche (vaccin dTcaPolio).

– Contre les infections invasives à pneumocoque

Ce sont 2 doses de vaccin conjugué 13-valences à l'âge de 2 mois et 4 mois suivies d'un rappel à l'âge de 11 mois, en co-administration à un autre point d'injection avec le rappel penta ou hexavalent (DTCaPolioHib et HBV).

Pour les prématurés et les nourrissons à risque élevé de contracter une infection invasive à pneumocoque, le schéma vaccinal comprend 3 doses à l'âge de 2, 3 et 4 mois puis un rappel à l'âge de 11 mois. L'enfant de plus de deux ans à risque élevé de contracter une infection invasive à pneumocoque, recevra une injection complémentaire avec le vaccin *Pneumo 23*, à 13,56 €, de Sanofi Pasteur, remboursé à 65 % dans les indications, qui vise 23 sérotypes. Nous verrons plus loin les résultats catastrophiques des vaccinations des grands prématurés.

– Contre rougeole, oreillons et rubéole (ROR)

L'administration de la première dose de vaccin se fait pour tous les enfants à l'âge de 12 mois et quel que soit le mode de garde (en dehors de période épidémique). La deuxième dose est recommandée à l'âge de 16-18 mois.

Un délai de neuf mois est à respecter entre une injection d'immunoglobulines (cas d'une situation de contage) et une vaccination ROR.

Dans le cas particulier d'un enfant de 6 à 11 mois exposé à un cas de rougeole, une dose de vaccin monovalent contre la rougeole sera effectuée dans les 72 heures suivant le contact présumé. L'enfant recevra ensuite deux doses de vaccin ROR suivant le schéma standard : une dose à 12 mois et une dose à 16-18 mois.

– Contre les infections invasives à méningocoque de type B et C

* Contre le méningocoque B

En Angleterre, la vaccination contre le méningocoque type B est proposée pour les nourrissons de 2 mois, avec *Bexsero* de Novartis. En France, il n'est recommandé et remboursé à 65 % que pour les patients à risque élevé de contracter une infection invasive à méningocoque B et pour « des populations ciblées dans le cadre de situations spécifiques », notamment épidémiques.

* Contre le méningocoque C

La vaccination est recommandée à l'âge de 12 mois. La co-administration est possible avec la première dose de ROR (à un autre point d'injection).

Les 8 questions qui se posent

1. Pourquoi imposer une vaccination dès 2 mois de vie alors qu'un enfant allaité est protégé par les anticorps de sa mère, qu'elle soit vaccinée ou non, et surtout si elle est en bonne santé ? Y aurait-il collusion entre les fabricants de laits « maternisés » et les fabricants des vaccins ?

2. Pourquoi les laboratoires proposent-ils trois injections lors de la mise sur le marché, alors que quelques mois ou années plus tard ils descendent à deux (hexavalent) ou à une seule injection (HPV) ?

3. Pourquoi les laboratoires ne testent-ils pas systématiquement la réponse immunitaire des patients après une, deux et trois injections ?

4. Pourquoi ne pas remplacer ou supprimer l'adjuvant aluminium et autres produits allergisants – protéine de l'œuf et antibiotiques – des vaccins ?

5. Pourquoi ne dit-on pas qu'il ne faut pas vacciner un enfant quand il est malade ?

6. Pourquoi le calendrier vaccinal est-il si différent d'un pays à l'autre ?

7. Pourquoi certains vaccins ont-ils été retirés du marché dans certains pays (au minimum HPV en Autriche) ?

8. Comment faire confiance aux autorités et aux experts des vaccinations après le scandale extrêmement coûteux de la grippe aviaire ?

Les vaccins obligatoires à dates variables

Les vaccins obligatoires entrent dans les obligations citoyennes, mais la date de la vaccination n'est pas imposée. Nous maintenons que l'enfant allaité par sa propre mère intégralement pendant six mois et partiellement une année de plus – avant d'aller au travail et au retour – n'a pas besoin d'être vacciné au total pendant les 2 ans qui suivent sa naissance, car l'effet protecteur de l'allaitement maternel, si l'enfant est en bonne santé, se prolonge trois à six mois après le sevrage définitif.

Cas particulier du nouveau-né de mère et/ou père atteints par l'hépatite B

Le nouveau-né a alors dans son sang l'antigène HBs. Évidemment, il doit être vacciné contre l'hépatite B en associant des immunoglobulines anti-hépatite B. Les parents ont le choix :

– Trois vaccins monovalents contre l'hépatite B sont à disposition : *Genhevac B, EngericB* et *HB Vax Pro,* selon le schéma 0, 1, 2, 12 mois ou 0, 1, 6 mois.

– Un vaccin combiné bivalent contre l'hépatite A et B : le *Twinrix*.

– Les héxavalents *Infanrix Hexa* contre diphtérie-tétanos-coqueluche-polio-haemophilus influenzae b-hépatite B, à 2 mois, 4 mois et 11 mois.

Quand ne faut-il pas vacciner l'enfant ou l'adulte ?

Tout enfant ou adulte fébrile, fatigué, allergique à tel ou tel constituant des vaccins, la protéine de l'œuf, la néomycine, la gélatine…

L'Inpes précise prudemment : « Comme pour les autres vaccins, l'administration des vaccins doit être différée chez les sujets présentant une maladie fébrile aiguë sévère. »

Les obligations pour les admissions en collectivité

En crèches publiques ou privées, colonies de vacances, selon le Code de la santé publique.

– Pour les enfants admis en collectivité

Selon l'article R. 3111-17, « l'admission dans tout établissement d'enfants, à caractère sanitaire ou scolaire, est subordonnée à la présentation soit du carnet de santé, soit des documents en tenant lieu attestant de la situation de l'enfant au regard des vaccinations obligatoires. À défaut, les vaccinations obligatoires sont effectuées dans les trois mois de l'admission ».

N.B. : le délai de trois mois ne court pas à partir de l'inscription dans un établissement scolaire ou toute collectivité, mais de l'admission : un enfant doit être admis, même si sa situation n'est pas régularisée au regard des vaccinations obligatoires.

– Pour les centres de vacances, loisirs : l'admission d'un mineur

Selon l'article R. 227-7, « l'admission d'un mineur selon l'une des modalités prévues à l'article R. 227-1 est subordonnée à la production d'un document attestant qu'il a satisfait aux obligations fixées par la législation relative aux vaccinations. Elle est également soumise à la fourniture par les responsables légaux du mineur de renseignements d'ordre médical dont la liste est fixée par arrêté du ministre chargé de la santé et du ministre chargé de la jeunesse. Ce document est adressé à l'organisateur de l'accueil ou à son représentant qui s'assure du respect de la confidentialité des informations ».

Le personnel des collectivités doit être protégé et a des obligations vaccinales particulières

Pour les personnes appartenant aux professions médicales et para-médicales, et ceux qui s'y préparent, l'article L. 3111-4 impose le vaccin pentavalent contre l'hépatite B, la diphtérie, le tétanos, la poliomyélite et la grippe.

Les personnels des laboratoires de biologie doivent être vaccinés contre la typhoïde.

Depuis 2006, « l'obligation vaccinale contre la grippe prévue à l'article L. 3111-4 du Code de la santé publique est suspendue » (décret n° 2006-1260 du 14 octobre 2006, art. 1).

La question des inaptitudes vaccinales en milieu médical ou dans l'armée

Curieusement, en fouillant les textes, nous avons trouvé la circulaire de la Direction générale de la santé n° DGS/SD5C/2007/164 du 16 avril 2007, qui précise qu'« une contre-indication à la vaccination contre l'hépatite B correspond de fait à une inaptitude ». Heureusement, l'article 5 de l'arrêté du 2 août 2013 stipule que « sont exemptées de tout ou partie des obligations d'immunisation mentionnées à l'article L. 3111-4 du code de la santé publique les personnes mentionnées à l'article 1er du présent arrêté qui justifient, par la présentation d'un certificat médical, d'une contre-indication à une ou plusieurs vaccinations ». On retrouve ces obligations plus rigoureuses pour le personnel des armées. Voilà un bel exemple des confusions dans les textes écrits par ceux qui ne sont pas sur le terrain de la santé !

La vaccination des très grands prématurés (TGP)

Il est logique que la vaccination soit proposée étant donné la fragilité de ces nourrissons. Cependant il restait à en démontrer la nécessité. Il n'est pas certain qu'elle soit utile, en particulier et surtout si la mère allaite l'enfant. Deux publications de juin 2015[142] apportent les réponses à cette importante question. La vaccination précoce a des effets négatifs sur l'organisme de l'enfant prématuré : la fièvre et les pauses respiratoires, le ralentissement cardiaque sont nettement plus fréquents.

Chez les 13 926 TGP étudiés entre 2007 et 2012, nés avant ou à la vingt-huitième semaine (septième mois) et ne pesant pas plus de 1 000 grammes, ayant reçu des vaccins simples ou combinés, « on retrouve un net accroissement des bilans infectieux, des besoins d'assistance respiratoire et des intubations trachéales le jour même de la vaccination et les deux jours suivants ».

On constate aussi que « l'évolution des actes de soins sur les trente jours qui précédaient la vaccination et les trente jours qui la suivaient suggère que les vaccinations étaient faites à un moment où l'état des TGP s'était stabilisé et que l'accroissement post-vaccinal des actes était en grande partie induit par les effets indésirables de la vaccination. Le rebond était très marqué pour les bilans infectieux et les besoins d'assistance respiratoire ».

142. DeMeo S.D. et al., « Adverse events after routine immunization of extremely low-birth-weight infants », *JAMA Pediatrics*, Doi : 10.1001/jamapediatrics.2015.0418. Publié en ligne le 1er juin 2015 – Kuzniewicz M.W. et Klein N.P., « Differenciating sepsis from adverse events after immunization in the NICU : how is a physician to know? », *JAMA Pediatrics*, publié en ligne le 1er juin 2015.

Rien ne vaut de nourrir l'enfant exclusivement au lait maternel ! Malheureusement, les recherches ne vont pas dans ce sens. En France, on part du principe que les femmes allaitent peu de temps ou même pas du tout, à l'inverse de la plupart des pays européens. Pas question de promouvoir l'allaitement maternel !

Les vaccins obligatoires ou recommandés en France le plus tard possible après la naissance

Les « obligatoires » contre diphtérie-tétanos-polio

Proposés dès l'âge de 2 mois dans le calendrier des vaccinations pour éviter diphtérie-tétanos-poliomyélite. Ils ne sont utiles que si l'enfant n'est pas allaité par le lait de sa mère. Il ne doit donc pas y avoir d'obligation de date.

– Le *Revaxis* de Sanofi Pasteur est trivalent contre diphtérie-tétanos-polio qui contient aluminium et formaldéhyde. Remboursé à 65 %, il coûte 9,98 €. On ne le trouve plus en pharmacie.

Les risques de complications sont l'autisme et la mort subite du nourrisson, largement évoqués, même si on a surtout parlé de coïncidence.

– Le vaccin *Tripedia* de Sanofi Pasteur contre diphtérie-tétanos-coqueluche (pas de vaccin contre la polio) « DTC sans conservateur » de Sanofi Pasteur a été accusé lui aussi de causer à la fois mort subite du nourrisson et autisme. Des accusations énormes qui ciblent surtout la valence contre la coqueluche.

Aux États-Unis, c'est le *Pentacel* pentavalent qui est recommandé aux nourrissons, contre DTP, coqueluche et haemophilus influenzae b.

Les « recommandés » contre rougeole-oreillons-rubéole et les risques d'autisme : vérité ou mensonge ?

Les ROR en France, RRO au Québec, MMR en Belgique et aux États-Unis.

Les différentes marques sont *MMR II* de Merck ou *Priorix* de GSK ou *Trésivac* ou *Trimovax* ou *MMR Vax Pro* de Sanofi Pasteur. Les souches de virus vivants sont atténuées. Le vaccin est proposé à l'âge de 12-15 mois avec rappel entre 10 et 12 ans. Il contient un antibiotique, la néomycine, pour empêcher la contamination par des bactéries lors de la fabrication. Elle peut induire des réactions allergiques sur la peau chez certains patients.

En France, l'Assurance maladie prend en charge à 100 % le vaccin jusqu'à 17 ans révolus.

Selon l'Assurance maladie, « entre 2008 et 2012 une importante épidémie de rougeole a atteint plus de 24 000 personnes causant plus de 1 500 pneumopathies graves et 32 complications neurologiques à type d'encéphalite ou myélite. Le nombre de cas a fortement diminué en 2012 et 2013 (respectivement 859 et 259 cas déclarés), toutefois la circulation du virus restait toujours active, en particulier dans le sud-est de la France ».

Le vaccin peut être injecté aux adolescentes ou aux femmes adultes qui ne sont pas enceintes susceptibles de contracter la rubéole.

– Les risques de complications, à propos de l'autisme

« Le 29 juillet 2015, le membre du Congrès américain Bill Posey a fait son dernier discours devant la Chambre. En cinq minutes, il a mis à nu le mensonge du CDC (*Center for Disease Control and Prevention*), principale agence gouvernementale américaine en matière de protection de la santé publique et de sécurité publique. Dans une désormais célèbre étude de 2004[143] », le CDC exonérait le vaccin ROR et affirmait qu'il n'avait aucun lien avec l'autisme.

En réalité, l'affirmation qu'il n'y avait pas de connexion entre le vaccin ROR et l'autisme était un mensonge. Nous l'avons déjà dit quand la publication de 1998 du fameux médecin anglais Andrew Wakefield dans le *Lancet* a été rejetée en 2010 pour absence de rigueur.

Devant le Congrès, Posey a lu une déclaration du chercheur William Thompson, du CDC, l'un des auteurs de l'étude de pédiatrie 2004 visant à déterminer, une fois pour toutes, si le vaccin rougeole-oreillons-rubéole pouvait provoquer l'autisme. Thompson a vu et a participé au maquillage du protocole de l'étude. Il était là. Il a aidé ses co-auteurs à détruire les documents qui ont démontré un lien ROR-autisme[144].

Les contre-indications du vaccin ROR restent précises :

– une fièvre supérieure ou égale à 38,5 °C ;

– l'allergie à la néomycine ;

– les immunodépressions dues au SIDA ou à une maladie hématologique du fait d'une possible induction d'une des maladies ROR, malgré l'atténuation du virus. En effet, de

143. DeStefano F., Bhasin TK., Thompson. WW., Yeargin-Allsopp. M., Boyle C., « Age at first measles-mumps-rubella vaccination in children with autism and school-matched control subjects : a population-based study in metropolitan atlanta », *Pediatrics*, février 2004 ; 113(2):259-66.

144. Cf. conscience-du-peuple.blogspot.fr, 31 juillet 215.

faibles quantités du virus vivant atténué de la rubéole sont excrétées par le nez ou la gorge, sept à vingt-huit jours après la vaccination chez la majorité des sujets vaccinés « réceptifs ». À l'heure actuelle, la transmission de ce virus à des personnes « réceptives » en contact avec des sujets vaccinés n'a pas été démontrée.

– La grossesse doit être évitée dans les trois mois qui suivent la vaccination

Les spécialistes de l'Inserm précisent : « L'administration à 9 mois de la première dose du vaccin ROR (rougeole-oreillons-rubeole) chez les enfants admis en collectivité n'a pas de justification en dehors des périodes épidémiques. »

Les vaccins recommandés contre coqueluche, hépatite B et hémophilus influenzae

Ils font partie des vaccins hexavalents que les laboratoires proposent aux familles pour des nourrissons de 2 mois, sans expliquer les inconvénients et les risques pour l'avenir.

Nous les avons vus au fur et à mesure des infections que nous avons passées en revue et en détail. Pour convaincre, on argumente avec des épidémies dans tel ou tel pays, en imposant des statistiques plus ou moins anciennes qui démontrent que depuis la vaccination plus ou moins généralisée on a vu quasiment disparaître les complications les plus graves.

Le meilleur de tous les vaccins pour le nourrisson : le lait maternel

La montée de lait

La montée de lait est un processus physiologique. Si la femme n'allaite pas, la lactation s'interrompt d'elle-même en une à deux semaines. La montée de lait peut donner des douleurs transitoires (quelques jours) chez 30 à 40 % des femmes. Évidemment, l'allaitement maternel est l'idéal pour la santé de l'enfant.

Ce que contient le lait maternel

– Des bactéries construisent l'immunité intestinale au niveau de la paroi de l'intestin. Il s'agit de *bifidobactéries* et de *lactobacilles.* Elles empêchent la multiplication de mauvaises bactéries, ou de bactéries utiles qui, en trop grand nombre, peuvent devenir ainsi *pathogènes.*

Le contenu intestinal acide limite la consommation de fer par les bactéries. Le fer se fixe sur une protéine, la *lactoferrine*, protectrice d'immunité qui détruit la paroi des bactéries dangereuses en induisant la fabrication de substances spécifiques qui protègent.

– D'autres substances sont protectrices : la *lactadhérine* contre le rotavirus, responsable de gastro-entérites (éviter donc les vaccins contre les rotavirus !) ; les *oligosaccharides* contre les colibacilles et le champignon qu'est le candida albicans.

Avec les laits artificiels, un seul biberon modifie la flore intestinale dans le mauvais sens en moins de deux semaines. Évidemment, cela n'est pas dit aux mères de famille !

– Des acides gras à chaîne courte, substances nutritives des cellules de l'intestin terminal – le colon et le rectum – dont les cellules se renouvellent tous les cinq à six jours. Ils évitent une pullulation microbienne excessive, source de putréfaction.

– Des sucres complexes à chaîne courte (oligosaccharides) peuvent former des acides gras à chaîne courte, grâce à la fermentation rendue possible par la flore intestinale.

– Des protéines, dont la *lactoferrine*, des anticorps qui fabriquent des immunoglobulines A[145]… ainsi que la *caséine Kappa*[146], les *défensine, fibronectine*, fractions du complément essentiel pour les défenses immunitaires du bébé.

– Des globules blancs immunologiquement compétents, *leucocytes* et *macrophages*, qui phagocytent (absorbent) les bactéries dangereuses pour l'organisme du bébé.

– Des enzymes, tel le lyzozyme, protéine fabriquée par les globules blancs, présente en plus dans la salive, les larmes et même dans le blanc d'œuf. Cette enzyme détruit la paroi des bactéries dangereuses. On comprend que le lyzozyme soit appelé « antibiotique corporel » ou naturel.

– Des facteurs de croissance pour le corps du bébé qui prend 5 kg en une année et, surtout, les 7 facteurs neurotrophiques pour la construction du système nerveux de l'enfant. Il poursuit sa mémorisation commencée *in utero* (odeur de sa mère, goût des aliments consommés par sa maman, sa voix), joue et se prépare à parler, marcher…

---

145. Si l'enfant naît prématuré, le lait maternel contient plus d'immunoglobulines A que s'il naît à terme. Les IgA s'étalent en couches sur l'intérieur de l'intestin.

146. Elle inhibe l'hélico-bacter pylori dans l'estomac et aussi, dans les muqueuses respiratoires, les pneumocoques et les haemophilus.

Ainsi l'enfant qui reçoit le lait de sa maman n'a pas besoin d'être vacciné, sauf exception, par exemple si l'un des parents ou les deux sont porteurs du virus de l'hépatite B.

Si la maman est porteuse du virus du SIDA, on sait que l'allaitement peut transmettre le virus à l'enfant. Cependant, un traitement préventif de l'enfant avec sirop pédiatrique spécifique empêche la transmission[147].

Dans les pays nordiques les enfants, étant longuement allaités par leur mère, sont beaucoup moins vaccinés et plus tardivement.

Attention aux médicaments qui empêchent la lactation : les « antiprolactine »

Il s'agit de la bromocriptine, ou *Parlodel et génériques*, que l'agence du médicament a mis bien longtemps à supprimer, après que de très nombreuses jeunes accouchées n'eurent pu allaiter leur enfant car on leur donnait ce médicament sans la moindre explication ou en parlant de « prévenir la lactation ».

Il était temps : c'est seulement en juillet 2013 que l'ANSM, en coopération avec le Collège national des gynécologues obstétriciens (CNGOF) et le Collège national des sages-femmes de France (CNSF), a officiellement déclaré que le rapport bénéfice/risque n'est plus favorable dans l'inhibition de la lactation.

147. L'équipe INSERM1058 UM1 du professeur Philippe Van de Perre de Montpellier a testé ce sirop chez 1 500 enfants de 4 pays africains. L'OMS considère qu'avec le sirop pédiatrique le risque de transmission du virus du SIDA de la mère à l'enfant par l'allaitement est éliminé. Sans le sirop, le risque de transmission est de 10 %.

La réévaluation a signalé de graves effets cardiovasculaires (accident vasculaire cérébral, infarctus du myocarde et hypertension artérielle), neurologiques (principalement convulsions) et psychiatriques (hallucinations, confusion mentale), que l'on connaissait depuis longtemps, mais les lobbies des laits maternisés, spécialisés… étaient plus forts.

Quant aux nouveaux médicaments proposés pour stopper la lactation, ils n'ont, à notre avis, aucune indication. Si le choix de la mère est de ne pas allaiter, son lait se tarira en quelques jours en ne mettant pas l'enfant au sein. Si, malgré cela, ses glandes mammaires donnent du lait, elle pourra le confier au lactarium de son département pour des enfants prématurés qui peuvent en avoir un grand besoin pour leur santé.

Comment stimuler la lactation

Faire tirer le bébé le plus souvent possible et tant qu'il le réclame, jusqu'à une production de lait suffisante (trois jours sont au moins nécessaires).

Les aliments « galactogènes » sont essentiellement végétaux : le fenouil, l'anis étoilé, le millet, le cresson, la salade verte, le quinoa, l'orge cuit, la bière sans alcool, les dattes, les lentilles cuites et pois-chiches *al dente*, le céleri, les amandes, les noix et noisettes et tous les fruits de saison, si possibles Bio, afin d'éviter au maximum les pesticides.

Parmi les plantes, le galéga ou alfalfa galéga en fleur, feuille et graine en tisane, associé à l'ortie et à la verveine avec la formule suivante :

Galéga (feuilles, fleurs).............................20 g
Ortie (Urtica dioica, feuilles).....................20 g
Verveine odorante (Aloysia triphylla, feuilles)...20 g

1 pincée à 3 doigts du mélange de plantes pour 1 bol (250 ml). Porter à frémissement, infuser 10 minutes, filtrer et boire. 2 bols par jour pour cinq à sept jours.

Le *Galactogil* en granulé, vendu en pharmacie en boîte de 210 g (une cuillère à soupe = 10 g), contient un extrait sec de galéga, du malt (attention au gluten!), du phosphate de calcium et du saccharose.

Les homéopathes utilisent *Ricinus communis,* essentiellement en faible dilution.

L'enfant allaité par sa mère n'a pas besoin d'être vacciné[148] pendant tout le temps de l'allaitement et trois à six mois après le sevrage.

148. En France, en 2003, 56 % seulement des nourrissons bénéficiaient d'un allaitement au sein exclusif au sortir de la maternité. Cette pratique se développe dans notre pays puisqu'ils n'étaient que 45 % en 1998. Mais c'est encore très insuffisant car la durée d'allaitement est trop courte. 42 % des enfants sont allaités au-delà de 2 mois.
En Norvège, 99 % des nourrissons sont allaités à la sortie de la maternité et 86 % au moins 3 mois. Ils sont également 95 % en Finlande, 90 % en Suède et au Danemark, 85 % en Allemagne et 75 % en Italie.

IX

Les vaccins pour les adultes, migrants et voyageurs

Quels adultes vacciner et contre quelles maladies ?

Les migrants arrivent de plus en plus nombreux dans les pays développés. Chez beaucoup d'entre eux, la santé publique n'existe pratiquement pas et des risques sanitaires majeurs pour de larges populations peuvent apparaître et se diffuser sous forme d'épidémies. Les porteurs sains ou malades arrivés chez nous doivent être impérativement soumis à des contrôles sanitaires aux frontières de l'Europe et de chacun des pays.

Ces contrôles pourraient être réalisés par un corps de jeunes en fin d'études de santé : médecins, sages-femmes, pharmaciens, biologistes, infirmiers, kinésithérapeutes, naturopathes, ostéopathes, lors du stage de dernière année, affectés au service de santé des armées, constituant pour chacune et chacun une année de service civique par exemple.

En cas d'épidémie déclarée et certaine, évidemment, les mesures de protection vaccinale s'imposent non seulement pour les migrants mais éventuellement pour les populations locales selon leur état de santé. Il ne s'agit pas d'affoler les populations locales, mais de leur expliquer pourquoi et comment se protéger éventuellement. Aucune raison de vacciner contre l'hépatite B, par exemple, mais seulement contre telle ou telle maladie réellement émergente. C'est bien sûr l'occasion d'éduquer les populations entrantes aux mesures d'hygiène individuelle indispensables pour eux-mêmes et leur entourage immédiat.

Les maladies qui risquent de réapparaître sont :

– la diphtérie, le tétanos et la poliomyélite : on retrouve les 3 vaccins obligatoires en France ;

– la typhoïde ;

– les pneumonies et méningites bactériennes ;

– les encéphalites ;

– l'hépatite A ;

– les maladies induites par les moustiques tigres et acariens de tout calibre.

Les stocks de vaccins doivent être réservés et offerts prioritairement à ces populations dans le cadre de la solidarité nationale et internationale.

La vaccination annuelle généralisée contre la grippe pour les personnes de plus de 65 ans est une forme de gaspillage de santé publique. En ont vraiment besoin les personnes âgées malades, insuffisants respiratoires – anciens gros fumeurs –, atteints aussi d'insuffisance rénale, cardiaque qui risquent des décompensations sérieuses surtout s'ils sont en institution. Il ne faut pas cependant oublier qu'en matière de vaccination, ce sont de faibles répondeurs ; il faut donc être prudent avec les excès de vaccins qui peuvent faire plus de mal que de bien.

Les vaccins des voyageurs

Quelle que soit la destination, plusieurs vaccinations sont imposées mais peuvent être excessives selon les pays de destination. Se renseigner un mois avant le départ est une sage précaution puisque certains vaccins ont un temps de délai d'action pouvant atteindre 3 semaines à un mois. Ces vaccins sont :

– contre la diphtérie, le tétanos, la poliomyélite (DTP) ;
– contre la tuberculose (BCG) ;
– contre la coqueluche ;
– contre la rougeole.

D'autres vaccins sont obligatoires en fonction du pays visité. Les vaccinations internationales sont présentées dans un bulletin annuel publié par l'État. Elles concernent uniquement celles et ceux qui se rendent à l'étranger :

– contre la fièvre jaune (ou vaccination antiamarile) pour tout séjour dans les zones tropicales d'Afrique et d'Amérique du Sud. Elle est valable dix ans ;

– contre l'encéphalite japonaise pour les séjours à risques ou une expatriation dans certains pays d'Asie ou en Océanie ;

– contre l'encéphalite à tiques, pour les séjours en zones rurales ou boisées d'Europe centrale, orientale et septentrionale, du nord de l'Asie centrale, du Japon et de la Chine ;

– contre la fièvre typhoïde, pour tout séjour prolongé ou dans de mauvaises conditions dans les pays où l'hygiène est précaire. Le vaccin est particulièrement conseillé dans le sous-continent indien ;

– contre les infections invasives à méningocoques selon l'actualité des zones d'épidémies ;

– contre l'hépatite A, pour les pays où l'hygiène est précaire, quelles que soient les conditions du séjour ;

– contre l'hépatite B pour les séjours fréquents et prolongés dans les pays à forte ou moyenne prévalence de ce virus ;
– contre la rage pour les séjours prolongés ou aventureux en situation d'isolement dans des zones à haut risque : Afrique, Asie, Amérique du Sud ;
– contre la grippe saisonnière, la vaccination est fortement conseillée chez les groupes à risques : malades chroniques, seniors participant à un voyage en groupe ou à une croisière.

Quant au certificat international de vaccination, il ne peut être réalisé par le médecin référent. Seul est habilité le médecin d'un centre de vaccination.

X

Les vaccins en médecine vétérinaire[149]

Nous l'avons vu, les animaux, qu'ils soient de compagnie ou non, peuvent être responsables de maladies chez les hommes. Les vétérinaires peuvent bien sûr participer à réduire un certain nombre de maladies contagieuses.

Pour les chiens et les chats

La maladie de Lyme du chien et du chat

Ce sont les mammifères les plus touchés. C'est un souci quotidien en Haute-Savoie où cette terrible maladie affecte chiens, chevaux, bovins, hommes, quelques chats et, bien sûr, toute la faune sauvage réservoir inépuisable de borrélies.

La plupart des chiens et chats atteints de la maladie de Lyme n'ont aucun signe. Le plus souvent il s'agit de douleurs articulaires à l'origine de claudication. Il peut y avoir de la

149. Ce chapitre, essentiellement destiné aux maîtres des chiens et des chats, a été rédigé en collaboration avec Pierre May, médecin vétérinaire, ostéopathe, auteur du *Guide pratique de phyto-aromathérapie pour les animaux de compagnie* (éditions Med'Com, 2014).

fièvre, une perte d'appétit et un manque d'énergie. Souvent, les chiots et jeunes chats sont plus susceptibles d'avoir les signes cliniques que les animaux adultes.

Le vaccin contre cette maladie est le *Mérilym*, avec les 3 sérotypes-souches, *borrelia burgdorferi*, *garnii* et *afzelii*. Le chien vacciné fabrique des IgA circulantes, la tique, en mordant le chien et en aspirant son sang, absorbe ces IgA au sein de son tube digestif, qui vont tuer les borrelies présentes en elle.

La tique femelle (car ce ne sont que les femelles qui doivent faire un repas de sang pour pouvoir pondre ensuite) régurgite alors le sang dans le chien « stérilisé des borrélies ». On vaccine ainsi le vecteur contre la maladie qu'il doit transmettre : on stérilise la tique. Le rapport bénéfice/risque est sans discussion positif.

Quant au collier imbibé d'un produit anti-tiques, il contient 3 pesticides redoutables et rémanents, interdits à la vente en Savoie car trop dangereux pour le chien, les maîtres et les abeilles !

La maladie de Carré[150]

Elle n'a pas d'incidence sur l'homme. Le vaccin *Trivivorax* cible le virus de Carré, l'adénovirus canin et le parvovirus.

150. La maladie de Carré (Henri Joseph Carré, vétérinaire et microbiologiste français, 1870-1938) atteint le chiot. Elle est due à un paramyxovirus proche de l'agent de la rougeole humaine. Elle affecte habituellement les canidés. La maladie crée de la fièvre, des écoulements au niveau des yeux et des nasaux, une atteinte respiratoire, digestive et parfois neurologique comme séquelles. Autrefois très fréquente, elle est beaucoup plus rare dans les pays où les propriétaires de chiens domestiques ont adopté la vaccination. « Les chiots nés de mère vaccinée disposent d'anticorps d'origine maternelle qui les protègent de l'infection pendant les premières semaines de vie. Le danger survient lorsque le niveau d'anticorps maternels diminue. »

La leptospirose

Le vaccin contre cette maladie est le *Leptodog* de Merial.

La toxoplasme des chats ou l'échinococcose des chats et des chiens

Il n'existe pas de vaccin contre ces maladies, simplement des vermifuges classiques contre l'échinocoque, sans danger pour l'environnement.

Aucun vaccin obligatoire pour les animaux

Les médecins vétérinaires ont plus de chance que ceux qui s'occupent de médecine humaine. Aucun vaccin n'est obligatoire, contrairement à ce qu'on croit souvent. **Seul le vaccin contre la rage est obligatoire pour passer les frontières et se rendre dans un autre pays européen.**

Les mesures de quarantaine, pour certains autres pays du monde, se sont considérablement allégées depuis quelques années, même en Angleterre.

Ce fameux vaccin contre la rage, le *Rabisin* de chez Merial, est un vaccin à virus rabique atténué et adjuvé à l'hydroxyde d'aluminium. Depuis 2014, il est passé à un délai de rappel de trois ans dans tous les pays européens, par décision de la commission européenne.

Nous avons à notre disposition toutes les valences individuelles, ainsi nous pouvons adapter le programme de vaccination à chaque cas et ne pas faire « la totale » chaque année.

Les vétérinaires expérimentent beaucoup plus facilement de nouvelles souches car les dossiers d'agrément sont plus légers qu'en médecine humaine et la mesure de l'efficacité beaucoup plus rapide. La vie d'un animal domestique ou de compagnie est dix fois plus courte que celle d'un humain.

Les vétérinaires profitent des dernières avancées techniques en matière de fabrication de vaccins : protéines recombinantes, souches peu actives de gènes de virulence, vecteurs vaccinaux viraux, vaccination ADN et d'adjuvants plus « acceptables » que le célèbre hydroxyde d'aluminium, émulsions, polymères, extraits végétaux, vitamines.

Les laboratoires avouent suivre des rythmes de vaccination beaucoup plus légers que ce qui est préconisé officiellement : tous les trois ans semble tout à fait acceptable si la primo vaccination est bien faite à 3 mois, avec rappel à 4 mois, puis rappel un an plus tard. À partir de là, on peut facilement « oublier » un rappel, ça ne met pas la vie de l'animal en danger.

Les vétérinaires sont donc assez libres de préconiser des protocoles « light ».

Certains, sous la pression des laboratoires, n'hésitent pas à dramatiser la situation et à culpabiliser les clients s'ils ne font pas tout chaque année, mais, depuis quelques années, on sent très bien une prise de conscience du public sur l'aspect mercantile de telles démarches. Les gens sont de mieux en mieux informés.

« Nous avons tous les jours des questions sur les vaccins. Nous sommes très à l'aise car nous pratiquons depuis des années la transparence sur ce sujet. Et si quelqu'un ne désire aucun vaccin, cela ne nous pose aucun problème et n'attire pas une leçon de morale de notre part. Ce n'est pas encore la majorité des vétos mais ça évolue très nettement dans ce sens… », confie Pierre May.

À propos des cancers (sarcomes) au site d'injection chez l'animal

Aux États-Unis, on nomme ces cancers *Vaccine Associated Sarcoma* (VAS). Ils ont été reconnus pour la première fois en 1991, à l'*University of Pennsylvania School of Veterinary Medicine.* En 1993 a été mise en évidence une relation entre VAS et administration d'aluminium comme adjuvant dans les vaccins contre la rage et contre le virus leucémique des chats.

En ce qui concerne les fibrosarcomes félins, il semble bien, d'après les dernières études, que ce ne soit pas le vaccin qui soit incriminé (en particulier le vaccin contre la leucose féline) mais le site d'injection lui-même : la région (interscapulaire) entre les deux omoplates.

Presque toutes les injections sont faites à cet endroit car c'est la zone la moins douloureuse. Ainsi on peut « tenir » le chat pendant l'injection sans se faire lacérer par des coups de griffes ou des morsures.

Il semble bien aussi que ce soit le tissu adipeux sous cutané, plus important à cet endroit, qui soit le point de départ de la formation de cette tumeur maligne (première tumeur sous-cutanée chez le chat) : la stéatonécrose induite par le produit injecté (adjuvant du vaccin si c'est le vaccin…) est l'amorce de l'apparition du FSI (Fibrosarcome au site d'injection). L'incidence est quand même assez faible : 1 cas pour 1 000 à 10 000 chats vaccinés et dépendant de la dose injectée.

Les informations rapportées par les vétérinaires, montrent que « la prévalence de cette pathologie a augmenté entre 1987 et 1991 : la part des fibrosarcomes apparaissant aux sites d'injection a augmenté de 5 % environ chaque année, avec une augmentation majeure de 1987 à 1988[151] ».

L'excellente thèse du docteur Thomas, Jean Michel Perrot soutenue à la faculté de médecine de Créteil en 2005 rapporte des faits essentiels : « L'intervalle entre la vaccination contre les deux maladies, la rage et/ou la leucose féline, et l'apparition des tumeurs : pour les fibrosarcomes au site d'injection, l'écart entre la dernière vaccination et l'apparition de la tumeur est de trois cent quarante jours en moyenne (entre 3 mois et 3 ans), alors qu'il est de mille cinq cent six jours en moyenne pour les fibrosarcomes qui ne sont pas au site d'injection. Cette observation constitue un argument fort en faveur d'un lien entre l'injection vaccinale et les fibrosarcomes au site d'injection... Dans 21 % des cas on a retrouvé de l'aluminium dans le cytoplasme des macrophages du foyer inflammatoire. »

On recommande donc de faire les injections vaccinales ou antibiotiques ou anti-inflammatoires sur la cuisse ou même à l'extrémité distale des membres ; d'autres proposent sur la queue de l'animal.

Les fabricants recommandent de ne vacciner que les animaux en bonne santé, car ils possèdent les meilleures défenses immunologiques.

Soulignons qu'il n'a jamais été rapporté dans des publications des cas de cancers, tels que les fibrosarcomes chez l'humain au site d'injection des vaccinations ou dans une autre localisation (les cas rapportés par le docteur Marc Vercoutere ne sont pas suffisamment précis pour être retenus).

151. Hendrick M.J., Shofer F.S., Goldschmidt M.H., Havildand J.C., Schelling S.H., Engler S.J. et al., « Comparison of fibrosarcomas that developed at vacination sites and at nonvaccination sites in cats : 239 cases (1991-1992) », *Journal of American Veterinary Medical Association*, 1994, 205, 1425-1429.

XI

Les vaccins en attente

La science des vaccins a encore de beaux jours devant elle. Nous l'avons vu au fur et à mesure de la présentation des 58 maladies infectieuses avec les vaccins à l'étude, dits candidats.

Les spécialistes travaillent dur pour enfin trouver les vaccins qui éviteront les cancers, le SIDA et les maladies infectieuses encore trop nombreuses, agressives et coûteuses.

Les médias font souvent leur une de ces nouvelles, destinées à la fois à augmenter leurs ventes et, consciemment ou pas, à soutenir les laboratoires qui cherchent à augmenter leurs actions s'ils sont en bourse, et à trouver de nouveaux investisseurs. Remarquons que seules les perspectives positives sont médiatisées. S'il y a des complications – et il y en a – elles ne sont rapportées que lorsque la justice s'en mêle.

Contre les cancers : le rêve d'un vaccin universel

Un vaccin immuno-logique avec les lymphocytes T4

Un vaccin immuno-logique avec les lymphocytes T4 serait déjà au stade d'essai clinique, basé évidemment sur des techniques immunostimulantes. Il s'agit de l'*UCPVax* (*Universal Cancer Peptide*) testé, nous dit-on, sur 54 patients atteints de cancer du poumon au CHRU de Besançon. S'il est testé sur les patients eux-mêmes atteints, il faut davantage le considérer comme un traitement que comme un vaccin.

Il ciblerait une enzyme particulière, la « télomérase », que l'on retrouve dans la plupart des cancers, laquelle donnerait aux cellules le pouvoir de se multiplier indéfiniment. Ce vaccin thérapeutique active les lymphocytes T4 ou CD4, que l'on connaît bien dans l'évolution du SIDA. Ces lymphocytes sont destinés à tuer les cellules cancéreuses. Ils n'ont pas encore démontré leur réelle efficacité en cancérologie.

Nous sommes moins optimistes que les participants à cette étude, car ces approches immunologiques ne sont pas récentes. Dès 1995, une équipe de l'Inserm[152] publiait un important article intitulé « Vaccination antitumorale et thérapie génique » dans *Médecine/Sciences*. Les espoirs suscités par ces techniques sont restés vains.

L'intérêt des molécules « CAR » (récepteurs antigéniques chimériques)

Ce sont des « molécules artificielles qui, lorsqu'elles sont présentes à la surface des cellules immunitaires effectrices, permettent à ces dernières de reconnaître une protéine déterminée (antigène) et de déclencher l'élimination des cellules qui portent cet antigène sur leur surface (cellules cibles)[153] ». Des informations « importantes » ont été livrées à la presse en

152. Nadine Fernandez, Mohammed-Amine Abina, Marie-Thérèse Duffour, Hedi Haddada, du laboratoire de Génétique des virus oncogènes CNRS URA 1301 de l'institut Gustave-Roussy.

153. Cf. « Les CAR au service de l'immunothérapie du cancer », *in Labo Cellectis.*

2015 par le laboratoire Cellectis parlant d'une étude prometteuse publiée dans *Molecular Therapy*, un journal du fameux groupe Nature.

Il s'agit de développer une cellule « T » universelle capable d'immunothérapies à partir de cellules CAR T.

Dès le lendemain de l'annonce médiatique, l'action Cellectis a ouvert en hausse de 2,9 % à 37,80 euros à la Bourse de Paris !

Des vaccins introduits par laser pour éviter les adjuvants

Des chercheurs de l'Institut national de la santé et de la recherche médicale ont pu traiter un cancer de la peau (mélanome) chez des souris de laboratoire. Le vaccin, qui ne contenait aucun adjuvant, a été administré aux cobayes *via* des micropores formés dans leur peau grâce à un laser. La vaccination aurait arrêté la progression de la tumeur dans le premier groupe de souris et protégé le second groupe (des souris qui n'étaient pas malades) contre le cancer.

Cette technique pourrait être généralisée à tous les vaccins. Patience et preuves sont en attente !

Un vaccin thérapeutique contre le cancer de la prostate

Des cellules immunitaires modifiées ciblent une protéine spécifique, la phosphatase acide prostatique (PAP), que l'on retrouve dans la plupart des cancers de la prostate à un niveau élevé. Selon une étude randomisée de 2014, des chercheurs britanniques de la *Nottingham Trent university*, le vaccin nommé *Provenge* augmenterait la survie des malades.

L'Agence européenne des médicaments (EMA) a même préconisé une mise sur le marché de ce vaccin pour les patients devenus réfractaires à l'hormonothérapie.

Des recherches très nombreuses dans toutes les directions

De nombreuses équipes s'acharnent à la recherche de solutions vaccinales, contre le cancer du foie de la souris, contre le mélanome malin de la peau, contre le cancer du sein, en proposant un vaccin capable de détruire une protéine nommée mammaglobine-A (MAM-A) présente dans 40 à 80 % du tissu tumoral des cancers du sein.

Patience et preuves sont en attente !

Un vaccin contre l'asthme[154] est à l'étude chez la souris en utilisant comme allergène un acarien, le *dermatophagoïdes farinae.* Les souris auraient fabriqué des anticorps protecteurs.

---

154. Il y a 4 millions d'asthmatiques en France et la cause est allergique chez 95 % des enfants atteints et 70 à 80 % des adultes atteints.

Conclusion

Les vaccins pour tous ? Non !

La vaccination est un sujet majeur de santé individuelle et publique. Les familles demandent à être guidées face à tout ce qu'on peut lire ou entendre parmi les nombreux vaccins qui sont proposés, voire imposés, par les médecins, les crèches, les institutions. D'importantes polémiques se sont développées à propos des épidémies récentes de grippe. Le pouvoir et les médias ont affolé la population. Les politiques, très inquiets, ont acheté des millions de doses qui ont été détruites, car la plupart des personnes n'ont pas suivi les recommandations. Plus récemment, deux vastes polémiques ont agité les milieux scientifiques. La première à propos du projet de vaccination généralisée des filles et des garçons de 9 ans contre les papillomavirus (responsables des cancers du col de l'utérus et ORL). L'autre du fait de la disparition du seul vaccin obligatoire avec ses 3 valences contre diphtérie-tétanos-polio, proposé désormais sept fois plus cher en imposant 3 valences non obligatoires contre 3 maladies supplémentaires.

Voir clair dans la jungle entretenue à la fois par les puissants intérêts des 5 laboratoires pharmaceutiques internationaux, les politiques qui se disent experts de santé, et des collègues hyperspécialisés qui veulent imposer leurs vues à tous souvent à propos de quelques cas, n'est pas facile. Ainsi peut-on comprendre, face à ces excès promotionnels auxquels s'associent souvent des médecins-journalistes, la constitution de puissants réseaux anti-vaccination qui, à partir des complications réelles des vaccinations, s'y opposent systématiquement.

Les meilleurs vaccins sont nos propres défenses immunitaires.

Pour éviter les vaccinations inutiles, abusives et même dangereuses, il faut savoir et comprendre :

– l'importance de notre environnement microbien utile à notre santé, terre et corps en harmonie ;

– nos défenses immunitaires avec le fonctionnement merveilleux des systèmes de défenses immuno-logiques que notre organisme utilise face aux agressions extérieures ;

– l'importance de l'allaitement maternel intégral au moins six mois, associé à un allaitement partiel d'une année, aussi nécessaire pour la santé de l'enfant que pour celle de sa mère ;

– la construction des meilleures défenses immunitaires du nouveau-né qui se fait sur les 1 000 premiers jours de sa vie après la conception ;

– le maintien d'un bon état immunitaire grâce à une saine alimentation sans excès et sans carence micronutritionnelle dans un environnement dénué de pollutions excessives.

Chacune des 58 maladies infectieuses est présentée, avec son responsable microbien, son temps d'apparition, ses signes, son éventuel vaccin et ses possibles complications, ou ses meilleurs moyens de prévention.

Pour choisir les « bons vaccins », il faut comprendre les dangers des adjuvants, formaldéhyde, sels de mercure ou d'aluminium, connaître les complications éventuelles à moyen ou long terme.

La vaccination est un acte authentiquement médical à revaloriser, qui n'est pas sans aucun danger à court, moyen et long terme chez les personnes en bonne santé.

En dehors de complications immédiates, l'autisme, la sclérose en plaques, la chute du nombre de plaquettes, le diabète et autres maladies auto-immunes, ne peuvent être éliminées d'un revers de main.

Ainsi peut-on choisir le meilleur pour ses enfants, ceux qui ont vraiment besoin d'être vaccinés et ceux qui ont besoin seulement du minimum obligatoire, pas plus que le DTP sans adjuvant.

Pour migrants et voyageurs, solidarité et précautions vaccinales spécifiques s'imposent.

Face à la dramatique actualité de l'arrivée en masse de migrants sur notre territoire, les contrôles de santé deviennent inévitables.

Nous demandons la création urgente d'un service civique de santé d'une année, rattaché au service santé des armées pour tous les étudiants en fin d'études dans le vaste domaine de la santé : médecins, pharmaciens, infirmiers, sages-femmes, kinésithérapeutes, ostéopathes, naturopathes…

Bibliographie

Begue P., « La vaccination demeure un des fondements de la médecine préventive – En réponse à une pétition contre les vaccins combinés du nourrisson », *Communiqué de l'Académie nationale de médecine*, Paris, 16 juin 2015.

Campbell-Mc Bride N., *Le syndrome entéro-psychologique*, Denise Kruger Fantoli, 2010.

Georget M., *L'apport des vaccinations à la santé publique – La réalité derrière le mythe*, éditions Dangles, 2014.

Grimaldi A., Bergmann J.-F., *La vérité sur vos médicaments*, éditions Odile Jacob, 2015.

Guimezanes A. et Mathieu M., *Vaccination : agression ou protection ?*, éditions Inserm et Le Muscadier, 2015.

Hagiage M., *La flore intestinale – de l'équilibre au déséquilibre*, Vigot, 1994.

Le guide qui protège les enfants et les nourrissons – Croix-Rouge française, Samu de Paris et Mutualité française, 2010.

Jacob LM., *La Nutrition raisonnée*, éditions Résurgence, 2015.

Lorch A., *Les micro-organismes efficaces au quotidien – Au service de la terre, des animaux et des hommes*, éditons Le Souffle d'or, 2011.

Montagnier L., *Des virus et des hommes*, éditions Odile Jacob, 1994.

Thèze J., *La Force du système immunitaire – Vers de nouveaux traitements des plus grandes maladies*, éditions Odile Jacob, 2015.

Table des matières

Achevé d'imprimer par
CPI Bussière,
en octobre 2015
N° d'imprimeur : 2018919

Dépôt légal : octobre 2015

Imprimé en France